Quem está falando na minha cabeça?

THAISA
CLAPHAM

Quem está falando na minha cabeça?

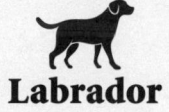

© Thaisa Clapham, 2024
Todos os direitos desta edição reservados à Editora Labrador.

Coordenação editorial Pamela Oliveira
Assistência editorial Leticia Oliveira, Jaqueline Corrêa
Projeto gráfico e capa Amanda Chagas
Diagramação Nalu Rosa, Marina Fodra
Preparação de texto Diana Szylit
Revisão Iracy Borges
Imagens de capa e miolo Giovanna Simões

Dados Internacionais de Catalogação na Publicação (CIP)
Jéssica de Oliveira Molinari - CRB-8/9852

Clapham, Thaisa
    Quem está falando na minha cabeça? / Thaisa Clapham ;
ilustrações de Giovanna Simões.
    São Paulo : Labrador, 2024.
    184 p. : il

    ISBN 978-65-5625-551-4

    1. Meditações 2. Técnicas de autoajuda I. Título II. Simões,
Giovanna

24-0823   CDD 204.3

Índice para catálogo sistemático:
1. Meditações

Labrador
Diretor-geral Daniel Pinsky
Rua Dr. José Elias, 520, sala 1
Alto da Lapa | 05083-030 | São Paulo | SP
contato@editoralabrador.com.br | (11) 3641-7446
editoralabrador.com.br

A reprodução de qualquer parte desta obra é ilegal e configura
uma apropriação indevida dos direitos intelectuais e patrimoniais
da autora. A editora não é responsável pelo conteúdo deste livro.
A autora conhece os fatos narrados, pelos quais é responsável,
assim como se responsabiliza pelos juízos emitidos.

Sumário

PREFÁCIO
por Sarah Platt-Finger —————————— 9

APRESENTAÇÃO
Gnothi seauton: Conhece-te a ti mesmo —————— 13

CAPÍTULO 1
Quem está falando na minha cabeça? —————— 19
   A conversa inútil —————————————— 21
   Resumindo ————————————————— 23
   Praticando ————————————————— 23

CAPÍTULO 2
Como a mente-macaco funciona ——————— 25
   O macaco tagarela solto por aí ——————— 28
   O macaco barulhento contador de histórias
   dramáticas ————————————————— 29
   Por que o nosso macaco é negativo? ————— 30
   O macaco julgador ————————————— 31
   O macaco distraído divagando por aí ————— 32
   O macaco egoico em busca do prazer ————— 33
   Vítima ou mestre da própria vida? ——————— 36
   As duas mentes: a sabotadora e a inspiradora ——— 37
   A mente mente ——————————————— 40
   As conexões sinápticas ——————————— 43
   Afinal, o que é ioga? ———————————— 44

A ioga do corpo integrada com a mente
no momento presente —————————————— 47

Resumindo ———————————————————— 48

Praticando ———————————————————— 49

CAPÍTULO 3
O TOC e o TOCPN ———————————————— 53

Você possui seus pensamentos ou seus pensamentos
possuem você? ———————————————————— 56

A corda e a cobra ——————————————————— 56

O mito da caverna de Platão ————————————— 58

Para onde estou indo? Pergunte ao seu macaco,
pois você o está seguindo ——————————————— 59

O macaco que briga com o agora ——————————— 61

Resumindo ———————————————————— 62

Praticando ———————————————————— 63

CAPÍTULO 4
O Programa Mente-Macaco Condicionada (PMMC) — 65

Como o PMMC se instala? ——————————————— 65

Estresse ——————————————————————— 67

A amígdala ————————————————————— 68

Sistema Nervoso Autônomo (SNA) simpático
e parassimpático ———————————————————— 69

A conexão mente e corpo ——————————————— 71

A neuroplasticidade —————————————————— 72

Resumindo ———————————————————— 73

Praticando ———————————————————— 73

CAPÍTULO 5
"Por que você fica preso quando a porta está totalmente aberta?" (Rumi) ———————————————————— 76

A consciência da inconsciência — 77
O filme *Matrix* — 78
A fórmula PARE — 79
Resumindo — 91
Praticando — 91

CAPÍTULO 6
Apresentando o meu macaco e seus ativadores — 93
   Conheça NABO, meu macaco distraído e tagarela — 93
   Os ativadores da mente-macaco — 94
   Identifique seus medos — 96
   Emoções desequilibradas — 98
   Crenças limitantes — 100
   Desativando crenças com Byron Katie — 105
   A negatividade e os hábitos condicionados — 110
   Como os hábitos se formam? — 111
   O selo de aprovação do macaco — 112
   Mapeamento dos valores pessoais — 113
   Resumindo — 114
   Praticando — 114

CAPÍTULO 7
O caminho do meio, aqui e agora — 116
   Aceite as chaves e abra as portas — 117
   As sete chaves da jornada da alma — 118
   Resumindo e praticando — 155

CAPÍTULO 8
Conheça o macaco iluminado — 156
   Afinal, quem é o seu eu verdadeiro? — 157
   Sat chit ananda — 159

A mente relaxada, livre, clara e equilibrada, equânime — 160

Qual macaco você escolhe? NABO ou TABO? — 163

Resumindo — 164

Praticando — 164

CAPÍTULO 9

O macaco TABO iluminado que vive na presença — 167

O tempo do TABO é o momento presente — 169

Reprograme sua mente do negativo ao positivo — 173

O macaco iluminado e os pensamentos — 174

De onde vêm os pensamentos? — 174

As infinitas possibilidades e incertezas — 175

A mente iluminada que aceita a vida como ela se apresenta — 176

Resumindo — 178

Praticando — 179

CAPÍTULO FINAL — 181

Prefácio

Como professora e praticante de ioga há mais de duas décadas, tornei-me bastante familiarizada com a mente-macaco. Experimentei-a em primeira mão e testemunhei-a em inúmeros alunos e clientes de todas as idades e origens. A verdade é que, se você é humano, está vulnerável ao incessante falatório da mente. A complexidade da mente é o que nos torna únicos como espécie. Ela nos torna igualmente capazes de criar coisas extraordinárias e de causar uma destruição enorme. Felizmente para nós, temos a antiga prática da ioga e da meditação como guia para nos trazer de volta à fonte do nosso ser, que é silenciosa, vasta e cheia de potencial.

A mente-macaco é o constante falatório do nosso mundo interior que, em sânscrito, é conhecido como *vrittis*. Os *vrittis* são as flutuações da mente, muitas vezes referidas como turbilhões. Eles criam distorções e nos impedem de vermos a nós mesmos e ao mundo com clareza. Sejam sensações, imagens, sentimentos ou pensamentos, tudo o que dá origem à forma é essencialmente um produto da mente-macaco. Nossa consciência, portanto, é a única constante. Por séculos, tradições espirituais buscaram domar o incessante falatório da mente. Desde que existe a civilização humana, existe a busca por domar a mente-macaco. E em nosso mundo moderno, onde há tantas distrações e estresses, é essencial aprendermos a treinar o fluxo da mente para que possamos lembrar como é a paz e a serenidade.

Em *Quem está falando na minha cabeça?*, Thaisa nos leva a uma jornada profunda ao coração da psique humana, explorando os intrincados trabalhos da mente-macaco e seu caminho transformador em direção ao despertar. Com criatividade, contação de histórias e sabedoria atemporal, Thaisa nos guia até os ensinamentos védicos antigos da ioga, meditação e atenção plena. O corpo humano é a tecnologia mais resiliente e confiável para nossa própria cura coletiva, e os ensinamentos antigos são um guia para nos mostrar como otimizar essa tecnologia, para que possamos acessar a luz da alma.

No cerne desta jornada está o reconhecimento de que a mente-macaco não é nosso inimigo, mas sim um amigo equivocado que precisa de orientação gentil. Com paciência e compaixão, aprendemos a fazer amizade com esse companheiro inquieto, convidando-o a sentar-se ao nosso lado enquanto percorremos os terrenos de nossa consciência. Através dos passos delineados neste livro — pranayama, atenção plena, aterramento, mantra, gratidão e meditação — descobrimos as chaves para desbloquear as correntes de nossa mente e abraçar um estado de profunda consciência.

Pranayama, a arte de estender e direcionar a energia vital, serve como nosso primeiro portal para o reino da paz interior. A respiração é o elo direto com a mente. Quando nossa respiração é curta e superficial, nos sentimos ansiosos e inquietos. Quando a respiração é forçada, geralmente significa que estamos tensos. E quando a respiração é longa e profunda, reflete um estado de espírito calmo e tranquilo. Ao mudarmos a maneira como respiramos, mudamos a maneira como nos sentimos.

Podemos nos ancorar no momento presente, silenciando o incessante falatório da mente e nos sintonizando com a fonte de nossa essência.

A atenção plena, a prática da consciência não julgadora, convida-nos a observar o fluxo de pensamentos sem apego ou aversão. Como uma testemunha silenciosa, observamos os pensamentos surgirem e desaparecerem na tela de nossa mente, criando espaço entre as projeções e nossa identidade, reconhecendo os pensamentos sem sermos arrastados por eles.

O aterramento nos proporciona uma base sólida em meio ao turbilhão de pensamentos e emoções. Ao nos aterrarmos no momento presente, ancoramos nossa consciência no aqui e agora, cultivando um senso de estabilidade e resiliência diante das incertezas da vida.

O mantra, que significa "instrumento da mente", é uma ferramenta poderosa para dar à mente algo repetitivo para se concentrar. Estudos têm mostrado que uma resposta fisiológica, conhecida como resposta de relaxamento, acontece quando a mente tem algo repetitivo para se concentrar e há a tentativa de deixar de lado as distrações externas. Podemos evocar essa resposta por meio do tricô, da corrida, da natação e da consciência da respiração, mas a repetição do mantra é uma das maneiras mais eficazes e simples de acessá-la. O sânscrito é uma linguagem vibracional que desperta diferentes modos de consciência dentro de nós, e através da repetição rítmica de sons sagrados ou afirmações, criamos um santuário de quietude dentro do caos de nossos pensamentos.

Pesquisas também mostraram as qualidades curativas da gratidão em nossa mente, corpo e sistema nervoso.

Um estudo realizado no Chopra Center em San Diego, Califórnia, revelou que as pessoas que mantêm um diário de gratidão têm índices de inflamação reduzidos, pressão sanguínea reduzida e imunidade aumentada. Não apenas é fisicamente curativo, mas cultivar uma atitude de gratidão muda nossa perspectiva da falta para a abundância, reconhecendo as inúmeras bênçãos que nos cercam a cada dia.

Por fim, a meditação é a prática vitalizante e enriquecedora da alma que serve como a experiência definitiva de autorrealização. É somente através do silêncio e da quietude prolongados que somos capazes de descansar nesse estado de consciência. Se a mente-macaco é o clima, nossa consciência é o céu, e a meditação é o veículo que nos eleva para experimentar a nós mesmos como essa vastidão.

Que, ao embarcarmos juntos nesta jornada transformadora, tenhamos a coragem de testemunhar as flutuações da mente e despertar para a presença infinita e ilimitada que reside no cerne de nosso ser. Que nos permitamos descobrir o "quem" que está fazendo a pergunta: "Quem está falando na minha cabeça?". Pois, às vezes, simplesmente ao perguntarmos, encontramos as respostas que sempre estivemos procurando.

Sarah Platt-Finger

APRESENTAÇÃO

Gnothi seauton: Conhece-te a ti mesmo

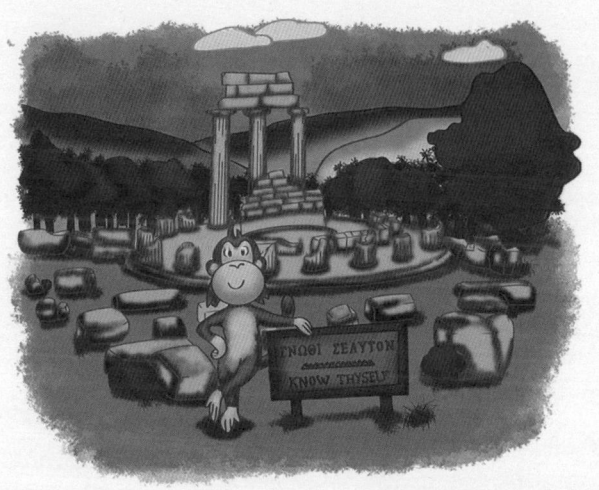

Na Grécia Antiga, situada nas encostas do Monte Parnaso, encontrava-se a cidade de Delfos.

Considerada o centro do universo, a região abrigava, dentro do principal templo grego, dedicado ao deus Apolo, um dos mais importantes oráculos.

Foi ele quem conduziu a história do mundo antigo. Lá, reis, nobres e pessoas comuns buscavam conselhos e previsões profetizadas pelas sacerdotisas do templo, também chamadas pitonisas ou pítias (de *pytho*, serpente). Ao inalar o gás que saía de uma fenda da terra, as sacerdotisas sentiam uma espécie de torpor, que as inspirava a transmitir mensagens, muitas vezes enigmáticas.

Na entrada do templo, a máxima *"gnothi seauton"* indicava que, por meio do autoconhecimento, decifraríamos a nós mesmos e a todo o universo.

Os gregos já sabiam que nossa missão aqui na Terra seria, antes de tudo, responder a essa máxima tão básica e profunda, que nos assola a todos. A jornada para dentro de nós mesmos nos leva a descobrir quem somos em dois níveis: no nível da personalidade, "quem somos" carrega uma ação, pois estamos sempre nos redescobrindo e respondendo a essa pergunta, é o processo da vida; já no nível espiritual, "quem somos" tem um som primordial, uma vibração. É o som da nossa alma. Da vida, do pulsar do coração. O coração pulsa vida, batendo com sua sístole e diástole, animando o corpo. Cada um tem seu pulsar, único e singular. Nosso som interno carrega nossa essência divina.

Hoje, milhares de anos depois, apesar de todos os avanços mundiais, será que evoluímos nesse conhecimento? Conseguimos seguir a diretriz da Grécia Antiga?

Conhecemos a nós mesmos?

Nossa personalidade? Nossa essência?

Conhecemos nosso verdadeiro eu?

Ouvimos o som de nossa alma (nosso nome interno)?

Conhecemos nossa missão de vida?

Reconhecemo-nos como seres divinos?

Quando não sabemos verdadeiramente quem somos, de onde viemos, o que estamos fazendo aqui e para onde vamos, vivemos na fórmula do ratinho na elíptica. Corremos incansavelmente na roda da vida, no *samsara*, ou seja, no ciclo do nascer e renascer. Se não sabemos para onde vamos, qualquer vento nos levará a lugar algum, como diz o filósofo estoico Sêneca.

Será que estamos muito longe de ser esse ratinho?

Ou estamos vivendo sob a fórmula de Buda, correndo da dor em direção ao prazer?

Buda, aquele que atingiu a iluminação pela autorrealização há cerca de 2.500 anos, deixou em nós, como um irmão mais velho, a esperança de que, como ele, também podemos nos conhecer, despertar e nos realizar como seres humanos em pleno potencial. Entre muitos dos seus ensinamentos, ele nos explicou que a vida é sofrimento — o que ele chamou de *dukkha* — e que estamos sempre fugindo da dor em direção ao prazer.

O quanto estamos vivendo nossa vida e o quanto somos condicionados e aprisionados por nós mesmos?

Com este livro, espero inspirar o leitor a iniciar essa jornada de autoconhecimento e libertação para que, quando chegarmos à nossa última respiração neste planeta, tenhamos refletido e tentado responder internamente a estas quatro perguntas tão profundas: *quem somos nós? De onde viemos? O que estamos fazendo aqui? Para onde vamos?*

Sempre fui fascinada pelo estudo da mente humana e, na minha adolescência, fiz um curso de técnicas de controle mental. Já sabia que nossa curta caminhada aqui na Terra, com uma média de oitenta anos, estava relacionada à mente e aos nossos pensamentos, que são importantes para se ter uma vida feliz e equilibrada. Estudamos a mente para depois transcendê-la e entender profundamente que quem verdadeiramente somos vai além do plano mental.

Amante também da filosofia e dos conhecimentos milenares da ioga e da meditação, mais precisamente a ioga da sabedoria (*jnana yoga*), busquei por mim mesma em muitos lugares místicos, como astrologia, numerologia, tarô, estudo neurolinguístico e consciência.

Li tudo que caiu em minhas mãos, busquei de tudo, desde filosofia até livros de empresários de sucesso, considerando que meu *background* original foi empresarial. Analisei a fundo pessoas bem-sucedidas, suas características e diferenciais. Compreendi suas definições de sucesso e como elas o alcançaram. Estudei suas mentes.

Viajei pelos quatro cantos da Terra, chegando até as estrelas.

É impressionante como procuramos quem somos em vários lugares, mas, como disse o mestre Jesus, o reino dos céus está dentro de nós mesmos. Considero que encontramos um pouco de nós em vários lugares, e tudo pode ajudar a nos entendermos como personalidade, entender nossa essência divina e cumprir o que viemos fazer aqui nesta breve passagem. E, também muito importante, como podemos ter sucesso nesta jornada, lembrando que cada um tem sua própria definição de sucesso.

Esse tema, o significado de sucesso, sempre me inspirou, e já me perguntei muitas vezes o que ele significa para mim. Seguem aqui minhas definições do que significa ser bem-sucedida:

- Conhecer-me, sabendo responder às quatro perguntas existenciais: *quem sou eu, de onde vim, o que estou fazendo aqui* e *para onde vou*.
- Conhecer minha personalidade — minha mente, meus comportamentos — e reconhecer minha essência espiritual.

- Trazer minha essência divina cada vez mais para o dia a dia, para que a vida externa seja um simples reflexo da vida interna: abundante, próspera, plena e completa. Porque o que está dentro de nós também está fora, segundo o conhecimento do três vezes sábio Hermes Trismegisto e suas sete leis herméticas.

Seguindo a lei hermética da correspondência[1], podemos interpretar que o sucesso externo é simplesmente uma expressão do sucesso interno, pois o que está dentro está fora. Estar realizado consigo mesmo é essencial para uma vida plena e significativa. Embora as aparências externas, como casas luxuosas, viagens inesquecíveis e status social, possam ser vistas como símbolos de sucesso, o verdadeiro sucesso vem de uma realização interna. O sucesso externo deve ser uma consequência natural do interior.

Não deveríamos vender nossa alma para alcançar o sucesso externo à custa da conexão plena com nosso eu real. As mansões estão lotadas de mendigos da alma.

Neste livro, convido você a embarcar em uma jornada da alma guiada pelo conhecimento que recolhi ao longo de anos de estudos e práticas que me levaram à minha própria descoberta. Quero apresentar as sete chaves que nos ajudam a abrir a porta da viagem interna do autoconhecimento e voltar para casa como o filho pródigo, com as mãos repletas de frutos da sabedoria e do conhecimento.

Se você se identificou com essa busca e está lendo este livro, minha proposta é caminharmos juntos para

---

1 Uma das sete leis de Hermes Trismegistus, conhecidas como leis herméticas, segundo a qual aquilo que é verdadeiro no macrocosmo é verdadeiro no microcosmo, e vice-versa.

explorar nosso próprio oráculo interno de Delfos e seguir o conselho dos gregos antigos: conhecer a nós mesmos. Cada ser humano traz em si o potencial de despertar.

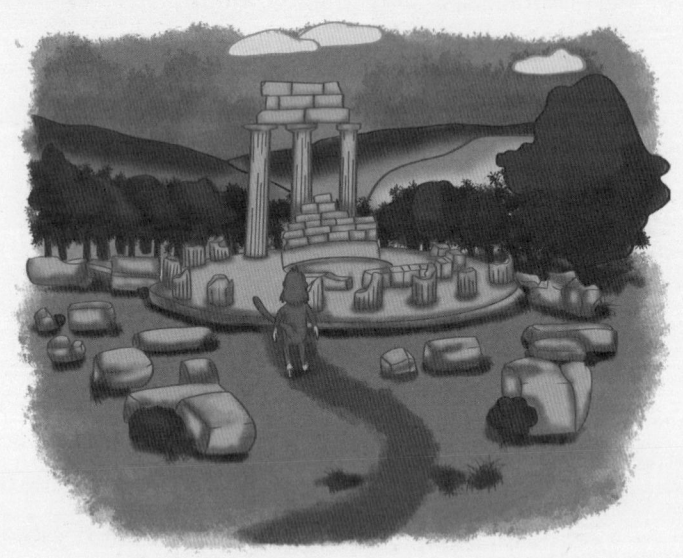

Ao longo dos capítulos, você encontrará alguns QR codes que levarão para os exercícios em vídeo no Youtube, e deixo aqui o QR code para a playlist completa. Pegue seu fone de ouvido para ouvir as gravações.

Vamos lá?

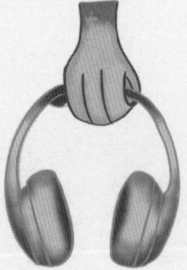

CAPÍTULO 1

Quem está falando na minha cabeça?

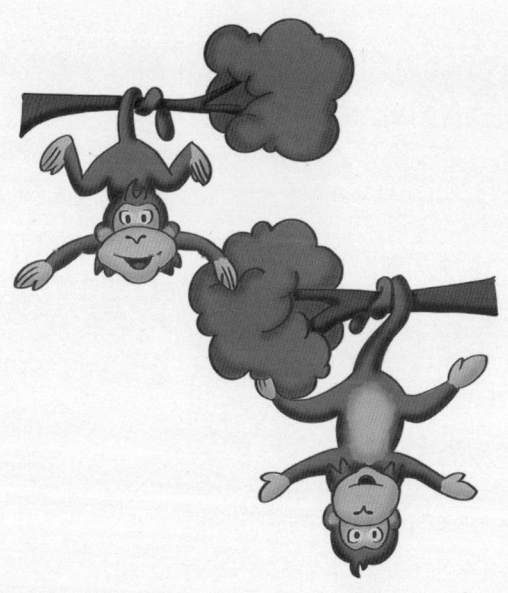

Que voz é essa que estou ouvindo?
Você sabia que existe um macaco falante e tagarela que conversa com você o tempo inteiro?

Uma analogia budista compara nossa mente a um macaco inquieto e barulhento, sempre saltando de um galho para outro. E, de fato, assim é a nossa mente: pula de um pensamento para o outro, incansavelmente e tagarelante.

Em seu livro O *poder do agora: um guia para a iluminação espiritual*, Eckhart Tolle, renomado professor espiritual alemão, denomina esse macaco de "o crítico interno" ou "a voz na sua cabeça". Alguns autores descrevem-no como um colega de quarto.

Imagine morar com um colega de quarto que não para de falar nem por um minuto. Ele conversa incansavelmente e de forma negativa desde o momento em que você acorda até a hora de dormir. Na maioria das vezes, discute e aponta todos os seus erros, lembrando constantemente que as coisas devem ser feitas de modo impecável. E, como se não bastasse, esse colega de quarto conhece você perfeitamente e sabe exatamente quais botões apertar para irritar, incomodar e entristecer você. Não seria um pesadelo morar com um colega de quarto assim?

Eu, porém, considero-o muito mais do que um simples colega de quarto. Esse macaco tagarela compartilha nossa vida e, em alguns casos, pode até mesmo vivê-la em nosso lugar.

Nossa mente não para. Está sempre falando, seja em monólogo ou na forma de diálogo: conversamos internamente como se estivéssemos em uma partida de pingue-pongue ou, se preferir, tênis. Parece que temos não apenas um macaco, mas, às vezes, um macaco conversando com outro macaco.

Essa parte da mente à qual estou me referindo é a mente condicionada. Ela tende a ser crítica, julgadora, sabotadora e, na maioria das vezes, negativa. Aqui estão alguns outros adjetivos para descrever essa mente inquieta: ocupada, distraída, barulhenta, crítica, egocêntrica, ansiosa, hesitante, fragmentada, descontrolada, confusa, agitada, rebelde, ausente e caótica.

Essa lista de características retrata a parte condicionada de nossa mente, cujo propósito é proteger-nos de perigos físicos, mentais, emocionais e até mesmo espirituais. Essa é a chamada mente-macaco.

Buda nos ensinou as suas quatro nobres verdades: a verdade do sofrimento, a verdade da origem do sofrimento, a verdade da cessação do sofrimento e a verdade do caminho que leva à cessação do sofrimento.

A primeira delas é o *dukkha*, já citado anteriormente, que se refere ao sofrimento causado pela constante insatisfação que sentimos. Quem poderia ser feliz com um macaco assim, saltando de um pensamento a outro?

A resposta é simples: ninguém. Vivemos em um estado de sofrimento ou *dukkha*.

A conversa inútil

Essa conversa incansável e tagarela, com ideias fixas, suga nossa energia vital, conhecida pelos hindus como prana e pelos chineses como chi. A mente-macaco condicionada nos causa sofrimento, *dukkha*, e nos impede de viver em estado de presença e realizar nosso pleno potencial.

Temos um reservatório diário de prana ou chi, assim como temos 24 horas por dia. Se gastamos essa energia conversando com nosso colega de quarto, ou melhor, colega de vida, não sobra prana para inspiração e criatividade, que são outras atividades de nossa mente.

Muitos de nós sequer temos consciência desse macaco falante, pois confundimos sua voz com a do nosso verdadeiro eu divino, que é a voz do ser ou da alma. Misturamos nossa identidade e pensamos que o macaco somos nós; por isso o seguimos, pulando de galho em galho, de pensamento em pensamento.

De acordo com Joe Dispenza[2], temos entre 50 mil e 70 mil pensamentos por dia. Ao fim desse período, mesmo sem fazer muita coisa, ficamos exaustos de tanto pular de um pensamento para outro.

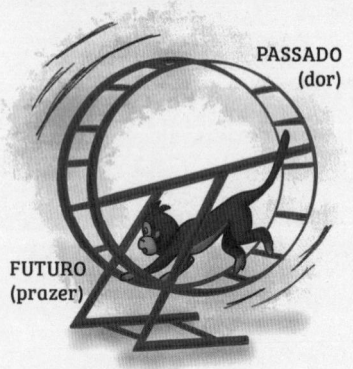

Ainda de acordo com Dispenza, cerca de 85% dos nossos pensamentos diários são os mesmos de ontem e serão os mesmos amanhã. A maioria deles apenas consome nosso prana ou chi e não nos leva a lugar algum, fazendo-nos parecer um ratinho correndo em uma elíptica, sem chegar a lugar nenhum, ou, melhor dizendo, um macaco correndo em uma elíptica, ruminando o passado ou com ansiedade em relação ao futuro.

Enquanto o macaco pula de galho em galho e o seguimos fielmente, nossa vida passa, e, ao fim dela, olhamos para trás, achando que tudo ocorreu rápido demais. Na nossa última respiração, tentamos entender como, num piscar de olhos ou, melhor dizendo, num grande salto, chegamos ali. Esquecemos de viver nossa vida, pois estávamos pulando freneticamente na mente-macaco. Esquecemos de estar presentes em nossa própria vida.

---

2 Conferir em: https://youtu.be/EpOMk1jOʒgk?si=dFqdIS2_ZKRTlLHA

RESUMINDO

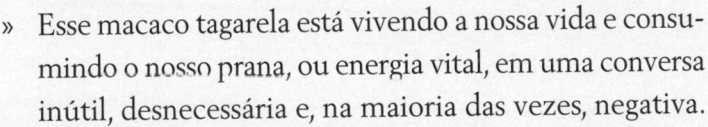

- » Temos uma mente-macaco condicionada, que pula de um pensamento para o outro.
- » Nós nos confundimos e nos misturamos com a voz do nosso macaco falante. Chamamos tal confusão de falsa identificação.
- » Esse macaco tagarela está vivendo a nossa vida e consumindo o nosso prana, ou energia vital, em uma conversa inútil, desnecessária e, na maioria das vezes, negativa.
- » Esse macaco nos faz viver uma vida com sofrimento, ou *dukkha* (a primeira nobre verdade de Buda).

PRATICANDO

Identificando que voz é esta que estou ouvindo

Perguntar — Identificar — Reconhecer — Avaliar — Celebrar — Repetir

1. **Pergunte-se:** Quando sua mente estiver agitada, pulando de galho em galho, faça a indagação: "Que voz é essa que estou ouvindo?".
2. **Identifique** que essa voz é da mente-macaco.
3. **Reconheça** que essa é a parte condicionada da sua mente.

4. **Avalie:** "Quero continuar gastando minha energia vital com essa conversa?". Tome consciência do gasto de prana com esse diálogo interno.

5. **Celebre** o primeiro passo dado nesta jornada rumo ao seu templo de Delfos, rumo à consciência da existência da mente-macaco. Estar consciente e presente é sempre uma escolha.

6. **Repita** os passos acima toda vez que a mente estiver turbulenta e barulhenta.

CAPÍTULO 2

Como a mente-macaco funciona

Agora que você já sabe o básico sobre a mente-macaco, posso me aprofundar no modo como ela opera. Para isso, vou partir de um exemplo. Eu estava de férias no México quando recebi um convite para dar aula de meditação a uma equipe de executivos de uma renomada universidade na Flórida. Imediatamente, aceitei o convite, acreditando estar capacitada para essa tarefa, afinal, sou certificada como professora de meditação por Deepak Chopra[3].

No dia seguinte, o convite se estendeu para uma palestra sobre técnicas de redução de estresse e aumento de bem-estar. Daí começou o diálogo pingue-pongue com o macaco negativo:

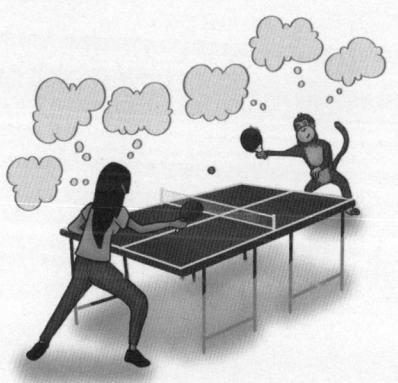

---
3   Deepak Chopra é um médico indiano radicado nos Estados Unidos. Renomado autor de mais de 90 livros relacionados a medicina alternativa e espiritualidade. Entre as obras mais populares está o *best-seller As Sete Leis Espirituais do Sucesso*.

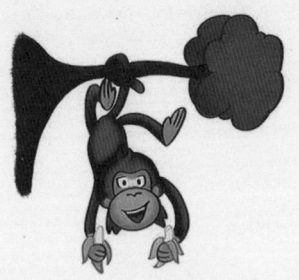

Mente-Macaco (MM):
Você não é palestrante. Não é capaz dessa tarefa. Não possui as qualificações de um palestrante.

(O discurso interno de não ser bom o suficiente, se sentir incompleto ou deficiente é típico da mente-macaco condicionada. Abordaremos mais tarde algumas dessas falas padrão.)

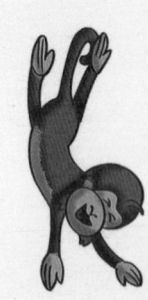

Eu: É, acho que você tem razão... Não me sinto capacitada para aceitar o convite.

(Temos a tendência a acreditar em tudo o que pensamos.)

MM: Deveria ter feito o Toastmasters [um curso de oratória] em 2001.

MM: Ahhh, por que não fiz o Toastmasters?

MM: Até comecei a fazer, mas engravidei da Yasmin e isso acabou me impossibilitando de seguir os planos iniciais.

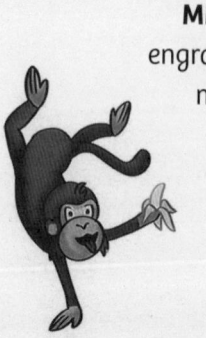

Observe aqui que estou respondendo a crítica da mente-macaco.

Então o macaco me distraiu com outro pensamento. Pensei na minha filha Yasmin, que nasceu em Falmouth, Cape Cod, em 2001.

Desse pensamento, a mente-macaco pulou para outro, sobre Cape Cod e as memórias de 2001, quando ela nasceu, algumas semanas após o ataque de 11 de setembro às Torres Gêmeas. Fui levada para o fatídico dia, relembrando todas as tristezas dessa data.

E é assim que nossa mente funciona — a minha e a sua. Associando um pensamento a outro, falando, criticando e julgando. Do convite para a palestra, às imagens de Cape Cod, ao 11 de setembro e aos sentimentos de profunda tristeza.

Teoricamente, eu estava de férias relaxando no México, mas acabei ativando meu sistema autônomo simpático de luta, congelamento ou fuga (que abordaremos mais adiante) com as terríveis lembranças do dia 11 de setembro.

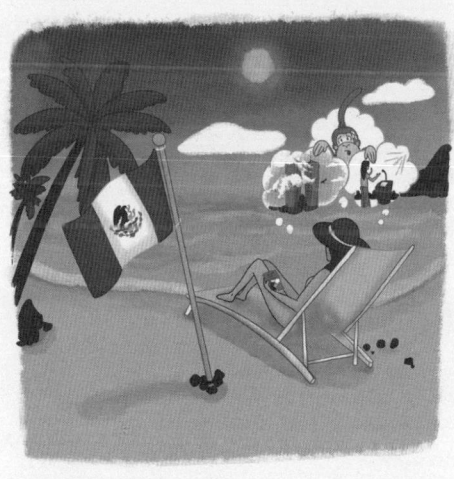

O macaco tagarela solto por aí

Algo que acho muito interessante é que todos nós temos plena consciência da importância de cuidarmos da nossa saúde física. Preocupamo-nos com a nossa nutrição e praticamos exercícios, mas deixamos a mente solta por aí. Ou melhor, deixamos o macaco solto por aí, pulando e tagarelando em nossa mente sem disciplina nenhuma. É ele quem controla nossa mente. E, para aprender a educar ou, melhor, treinar essa tagarelice, precisamos entender que a mente-macaco condicionada funciona no piloto automático. A isso damos o nome de automaticidade.

Assim como educamos um animal doméstico, temos que educar o nosso macaco falante. Ele precisa de treinamento.

Recebemos da evolução esse presente maravilhoso que é a nossa mente, mas não sabemos usá-la em seu potencial pleno. Por não termos o manual de operação, nossa mente-macaco condicionada acaba nos torturando. Nem o nosso pior inimigo pode nos fazer tão mal quanto a nossa mente-macaco.

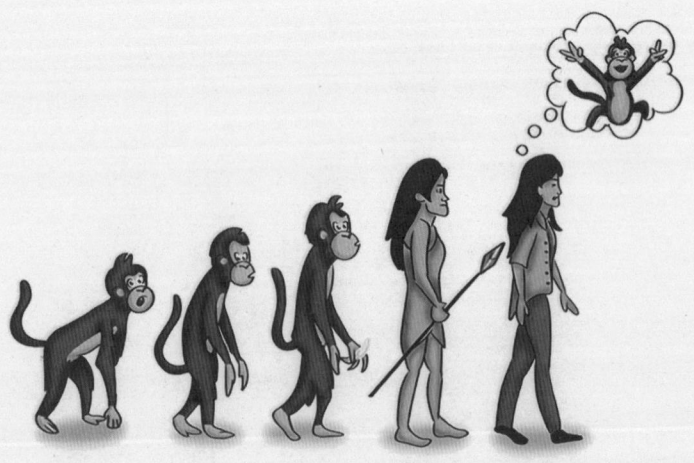

Na parte física, quando estabelecemos a meta de aumentar o quadríceps, temos um treinamento intenso com muitos agachamentos e *kickbacks* de todos os tipos. Na parte mental, o que fazemos? Deixamos a mente solta e distraída por aí.

Assim como vamos à academia para manter o condicionamento físico, recomendo exercitar a mente para disciplinar nossa mente-macaco. Temos que olhar esse macaco mais de perto e explorar suas crenças, motivações e hábitos, além de educá-lo, libertando-nos do condicionamento dessa prisão mental.

O macaco barulhento contador de histórias dramáticas

Acostumamo-nos ao macaco barulhento e comentarista que está sempre julgando, classificando e categorizando o que ele gosta e desgosta e contando histórias sobre tudo e para tudo. Podemos dizer que o macaco é bastante egoico. E, como veremos, o ego não pertence à nossa verdadeira natureza.

Na realidade, somos reféns desse macaco condicionado. Já notou que a nossa infelicidade, ansiedade e frustração quase nunca vêm de um fator externo? Vêm dos comentários da mente, da não aceitação da situação como ela se apresenta, de o macaco gostar ou não gostar — aversão ou apego — do ocorrido. Os comentários do macaco são nossos dramas psicológicos, que causam sofrimento, o *dukkha* de que já falamos anteriormente.

Todos nós temos nossos dramas e, geralmente, sofremos não pelo fato ou experiência em si, mas pelo que a nossa mente-macaco comenta sobre o fato.

O macaco repete e repete o mesmo roteiro com a perfeição do melhor e mais conceituado ator da Broadway. Ele é um grande protagonista e constrói uma história bastante dramática, na qual o futuro sempre parece mais tentador ou assustador do que o momento presente.

Já pensou em acordar de manhã sem a fala repetitiva do macaco em sua mente? Como seria o seu dia sem o macaco comentarista? Ou, melhor, como seria a sua vida sem ruminar o passado e ficar ansioso com o futuro? Simplesmente seria no momento presente. E seria um presente.

Por que o nosso macaco é negativo?

O nosso cérebro, visando garantir a nossa sobrevivência e por uma questão da própria evolução, tem a tendência de registrar e guardar com muito mais facilidade acontecimentos negativos.

Há milhões de anos, os nossos ancestrais primatas que tinham mais chances de sobrevivência eram aqueles capacitados para prever os perigos. Os genes que possibilitavam isso seguiram o curso natural da genética e foram transmitidos às futuras gerações.

Hoje, apesar de não enfrentarmos os mesmos riscos dos nossos antepassados em relação à sobrevivência na selva, esses genes ainda estão ativos em nós.

Observe o seu dia: tudo corre bem, mas, se um evento negativo acontece, registramos aquele momento vividamente. Atentamo-nos ao que é ruim por uma questão de sobrevivência.

E é por isso que nosso macaco tagarela é tão negativo.

O macaco julgador

Estamos o tempo inteiro julgando. Julgamos a nós mesmos, julgamos pessoas, experiências e fatos e atribuímos adjetivos ao que avaliamos. Rotulamos: bom ou ruim, gosto ou não gosto, chato ou prazeroso, bonito ou feio, certo ou errado, fácil ou difícil... E assim a dualidade mental segue interminavelmente.

Catalogamos, avaliamos, descrevemos, criticamos, interpretamos, comparamos e sentenciamos no eterno ato da mente viciada em julgar. Quando fazemos esses movimentos, estamos presos ao que já vivemos, ou seja, ao passado. Julgamos com base no que vivenciamos no passado, presos a uma expectativa de como o futuro deve ser. Criamos um cenário mental de como as coisas são idealmente. Mas a vida vivida nunca é a vida idealizada.

Ao abrirmos os olhos pela manhã, o macaco já começa a falar: dormi pouco, me sinto cansado, queria ter dormido mais, estou sempre exausto, devem ser os hormônios ou o vinho do jantar de ontem. É um diálogo que começa e não termina. Sentenciamos nosso dia a ser ruim, pois não dormimos bem e estamos cansados. Consegue perceber como nosso futuro já está condicionado pelo passado?

Esse eterno julgamento deixa a mente cada vez mais inquieta e cria um ruído mental. O macaco julgador é muito barulhento e rouba nossa paz interna. Perdemos a sensação de estarmos vivos, plenos e presentes. A mente criativa que desfruta o momento presente não consegue aflorar com tanto ruído.

Lembre-se de que, quando estamos julgando, deixamos de observar. Quando julgamos, estamos aprisionados e estagnados. Quando observamos, libertamo-nos. A mente meditativa é aquela que reflete apenas a imagem que ali se projeta. Ela é serena e quieta, livre de julgamentos, comentários, classificações, aversões e adorações. Ela simplesmente é.

A mente disciplinada e obediente é aquela que não pula em todas as direções, diferentemente do macaco travesso, que está sempre nos distraindo com suas histórias.

É importante que a mente esteja estável e seja direcionada para o caminho que você, como mestre dela, escolher. Não devemos permitir que o macaco salte de um galho para o outro, intensificando a agitação. Assim, com essa maestria sobre a mente-macaco, escolheremos aquilo que queremos pensar. Ele saltará quando nós escolhermos o pulo, a direção e o momento. Essa é a verdadeira sabedoria, o que os hindus chamam de *viveka*, discernimento.

O macaco distraído divagando por aí

As distrações estão em todo lugar, e o mundo virtual é um grande aliado da mente-macaco errante. Visualize a cena desastrosa: o seu macaco com um celular na mão. Uma eterna distração. Essa é a mente andarilha e distraída.

A tecnologia promove distrações externas e, com certeza, dá muitas bananas ao nosso macaco, alimentando sua característica agitada e distraída. Porém, não podemos responsabilizá-la por não sabermos disciplinar nossa mente a não se deixar levar e pela consequente inquietação interna.

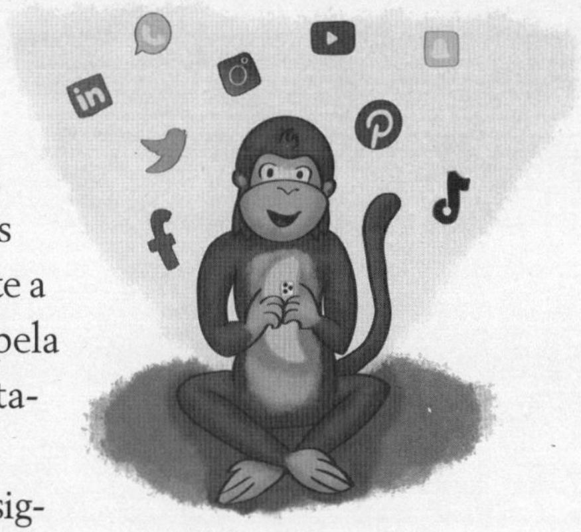

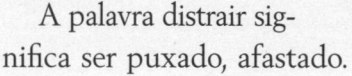

A palavra distrair significa ser puxado, afastado. Quando estamos distraídos, significa que fomos capturados pelo macaco saltitante. Somos hipnotizados pelo macaco para longe de nossa profunda existência, de nossa realidade essencial, que é *ser*.

O macaco egoico em busca do prazer

Primeiramente, vamos definir o ego (*ahamkara*, em sânscrito, a língua sagrada da Índia) sob a perspectiva dos ensinamentos de Shankara[4]. No contexto deste livro, o ego é definido como o senso individual de quem somos — nossos pensamentos, desejos, personalidades, conceitos, adorações e aversões, apegos, ou seja, tudo o que é moldado pela mente-macaco.

---

4 O mestre espiritual indiano Adi Shankara formulou o Advaita Vedanta. "Advaita" significa "não dualidade" em sânscrito, e a filosofia Advaita Vedanta destaca a ideia de que a realidade última é uma, sem dualidade ou distinção fundamental. Advaita Vedanta ensina que o Atman, o eu individual, é idêntico a Brahman, a realidade cósmica. A busca espiritual é compreender e realizar essa identidade, transcender a ilusão da dualidade e perceber a unidade subjacente.

Na busca incessante pela felicidade no mundo de experiências transitórias e insatisfatórias, entramos na busca egoica e na fuga budista de aversão à dor e ao sofrimento em direção ao prazer. Acreditamos que o apego ao prazer e a aversão à dor nos trarão felicidade. No entanto, seria uma felicidade hedônica (palavra derivada de *hedone*, prazer em grego), relacionada aos prazeres mundanos, uma felicidade temporária e transitória. Explico melhor com um exemplo: não há nada de errado em querer o conforto de uma casa. A questão começa a se complicar quando, ao perceber que a casa que nos traria felicidade não é suficiente, que, mesmo com ela, nos sentimos incompletos e infelizes, passamos a desejar uma casa no campo, na praia, no exterior... E a lista de bens que desejamos possuir para preencher o vazio da insatisfação torna-se infinita.

O problema é que queremos mais da mesma coisa e não percebemos que o que buscamos é outro tipo de felicidade — a que eu chamo de felicidade real, pois não pode ser tirada de você e não está relacionada a objetos. Essa felicidade vem de dentro de nós, e não do mundo material. Não sou contra termos algumas necessidades materiais atendidas, de maneira alguma. A escala de Maslow se aplica bem aqui: trata-se de uma pirâmide que nos mostra as necessidades pessoais e profissionais do ser humano divididas hierarquicamente. As necessidades primárias, que ocupam a base da pirâmide, são as fisiológicas e as de segurança; e as secundárias, no topo, são as sociais, de estima e autorrealização.

Não podemos buscar a felicidade espiritual sem atender nossas necessidades básicas. Ninguém pode buscar a felicidade real com fome e com frio.

A felicidade hedônica vem de fora, ou seja, do mundo da forma. Essa felicidade acaba, seja porque perdemos o objeto dessa felicidade (a casa, ou as casas, por exemplo), seja porque deixamos de encontrar satisfação nele. E aí partimos para outro, num ciclo eterno: adquirirmos nossa casa dos sonhos, ficamos "felizes", tempos depois nos sentimos insatisfeitos e incompletos, então compramos uma casa de campo, novamente ficamos "felizes", a insatisfação retorna, compramos a casa de praia. E assim vai, nessa busca sem fim pela felicidade equivocada nos bens materiais. Nosso macaco acha que a felicidade está no próximo galho, ou na próxima casa.

Procuramos em lugares externos a nós mesmos nossa identidade e o preenchimento de nossa alma, com tudo de prazer que o mundo tem a oferecer. Vivemos condicionados e aprisionados pela busca do prazer.

O despertar e a felicidade inequívoca ocorrem somente quando a cortina de fumaça da confusão mental é dissipada. A verdadeira causa do sofrimento, segundo Buda, é nossa ignorância e apego aos desejos. Ignorância não no sentido de estupidez, mas sim no sentido de desconhecer: ignoramos a diferença entre o real e o irreal.

Desejamos e nos apegamos a objetos para preencher nosso vazio existencial. Ignoramos a verdade. Ignoramos que a felicidade real nunca está fora de nós.

Mas temos o potencial de despertar, como Buda, que alcançou a iluminação debaixo da árvore de Bodhi[5]. Para isso, nosso macaco egoico tem que se situar no momento presente, no hoje e no agora, e tem que se desapegar da prisão mental.

Vítima ou mestre da própria vida?

Quem está no controle? Você ou o macaco? Você é vítima ou mestre?

Hermes Trismegisto, o sábio egípcio que citei algumas páginas atrás, codificou sete leis que explicam o funcionamento do universo manifesto. Uma dessas leis herméticas revela que tudo é mental, ou seja, o universo e tudo o que nele acontece são criações mentais. Essa lei é a primeira, justamente porque esse entendimento é a chave mestra para abrir todos os templos sagrados do autoconhecimento. Quando somos sequestrados pelo macaco julgador e tagarela, encontramo-nos em uma posição de vítima da própria mente. Vivemos em um tempo psicológico, ou seja, remoendo o passado ou ansiosos em relação ao futuro. E quando estamos nesse tempo da mente-macaco, estamos desconectados de nós mesmos e do fluxo da vida.

Já parou para pensar que nem o passado nem o futuro existem realmente? Como assim? Vou dar um exemplo.

---

5   Conhecida também como figueira de Boddhi, trata-se da árvore na qual Buda se inspirou em Bodh Gaya, na Índia.

Lembre-se agora da casa em que você cresceu, lembre-se do seu quarto, da rua, dos vizinhos. Tem em mente essa memória vívida da sua casa? Onde estava essa memória antes de eu estimular essa lembrança? Essa memória está no presente.

Nós nos identificamos com tudo o que é transitório e nos confundimos com o pensamento, misturando nossa identidade com o ato de pensar. Tornamo-nos vítimas em vez de mestres de nossa mente. Se estamos inconscientes nesse processo, certamente somos vítimas da mente-macaco. Sem disciplina, não podemos ser felizes. A maestria sobre nós mesmos é vital para trilharmos o caminho do despertar e da paz.

Podemos nos tornar verdadeiros mestres de nossas vidas, aprofundando o autoconhecimento na jornada ao nosso templo de Delfos. A mente é o epicentro dessa jornada, e educar o macaco é nossa grande missão para realizar a alquimia mental e a transcendência.

As duas mentes: a sabotadora e a inspiradora

Vamos abordar aqui as polaridades da mente humana. Temos a mente que nos sabota, que opera no programa "mente-macaco", e a mente que nos inspira, que está desperta e é capaz de manifestar as qualidades divinas do eu verdadeiro na Terra. Essa seria a voz da alma, que nos conecta a uma inteligência superior. John Assaraf, autor norte-americano, traz como analogia a mente Frankenstein e a mente Einstein[6]. O macaco turbulento é a mente Frankenstein.

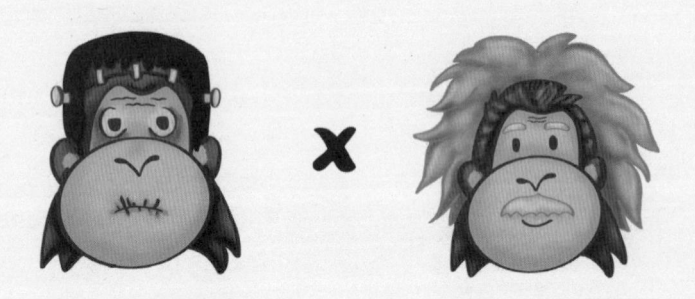

Qual você escolhe? O macaco falante crítico que o sabota ou o macaco desperto que o inspira? Para quais pensamentos você deseja estabelecer conexões neurais? Aqueles que lhe trazem poder pessoal ou aqueles que o desempoderam e tiram a sua energia vital? Qual mente você escolhe: a mente liberta e desperta ou a mente condicionada, aprisionada e controlada pelo ego?

Claro que vamos responder que preferimos a mente alerta, desperta e liberta. Mas, então, como respondemos às seguintes perguntas:

- Por que tenho uma falsa identificação com os meus pensamentos?
- Por que toda vez que tento mudar algo na minha vida eu não consigo?

---

6 "Einstein VS. Frankenstein Brain", John Assaraf. Disponível em: https://www.youtube.com/watch?v=kdyrJEzK4tA. Acessado em: 13 set. 2024.

- Por que não me sinto completo, feliz e em paz?
- Por que é tão difícil quebrar meus condicionamentos emocionais e comportamentais?
- Por que é tão difícil largar um trabalho ou relacionamento que não mais me satisfaz?
- Por que me saboto e vivo aprisionado por meus medos e crenças?
- Por que vivo fugindo da dor em direção ao prazer, na fórmula de Buda?

Queremos mudar e nos sentir vivos, despertos e cheios de luz, mas será que nos comprometemos realmente com esse desejo? Muitos de nós sabemos das resoluções de ano-novo que, quando chega março, já foram abandonadas. Por que é tão difícil mudar?

Para mudar qualquer comportamento, é necessário mudar as crenças limitantes que o geram. O trabalho é mais profundo do que simplesmente tentar mudar um hábito. O fato é que, como na célebre frase atribuída ao escritor e filósofo literário Roy T. Bennet: "fazemos nossas escolhas e depois as nossas escolhas nos fazem". Entramos em condicionamento, e é por isso que mudar é difícil.

Assim, em algum momento, perdemos a esperança e deixamos de acreditar em nós mesmos. Todas as vezes que estabelecemos metas e não as cumprimos, perdemos a credibilidade em nós mesmos.

Minha visão administrativa me ensinou a dividir os sonhos em etapas até que cheguem a uma fração mínima que possamos implementar diariamente. Como diz o ditado: a grande jornada começa com o primeiro passo.

A mente mente

Você sabia que o macaco falante mente? Como se não bastasse ter um macaco em sua mente, você acaba de descobrir que ele é um macaco mentiroso.

Então aqui vai um conselho: não acredite em tudo o que seu macaco diz para você. Embora ele tenha a intenção de nos proteger, mantendo-nos no mesmo status quo, acaba sugando nossa energia vital, nos sabotando e nos tornando infelizes. Por isso é muito importante perceber que não somos a mente-macaco. Nosso despertar e nossa iluminação espiritual começam com o entendimento profundo dessa verdade.

No exemplo que eu trouxe algumas páginas atrás, o convite para a palestra para o grupo de executivos foi considerado estressante e ativou a resposta "luta ou fuga": o perigo de me expor publicamente foi acionado pelo macaco, que pulou e gritou: "Você não é palestrante". O que ele queria era que eu fugisse desse perigo de me expor publicamente, o que poderia fazer com que eu me sentisse envergonhada, inadequada, rejeitada ou criticada. Ele não quer que sintamos dor ou qualquer tipo de desconforto, de modo que, se algo difícil aconteceu na nossa vida, ele o varre para debaixo do tapete.

Lembre-se: a mente mente e os pensamentos condicionados o aprisionam e o limitam. Não acredite em tudo o que o macaco diz; não acredite em todos os seus pensamentos.

A mente pode fazer do céu o inferno ou do inferno o céu. Está tudo na mente.

Como mencionado antes, podemos ter até 70 mil pensamentos por dia. Será que todos esses pensamentos realmente refletem a verdade? Já sabemos que não!

A mente-macaco condicionada, que funciona com base em um padrão repetitivo de falas padronizadas, não nos apresenta a realidade. Se nossas falas são constantemente influenciadas pelo passado, significa que estamos seguindo um padrão sem ter consciência disso.

A essa prisão podemos chamar de inferno. Lembre-se que "a mente pode fazer do céu o inferno ou do inferno o céu". Não podemos controlar as circunstâncias externas, mas temos poder de escolher ser vítimas ou mestres, Einstein ou Frankenstein. Tudo é um estado mental e está dentro de nós, a escolha é nossa.

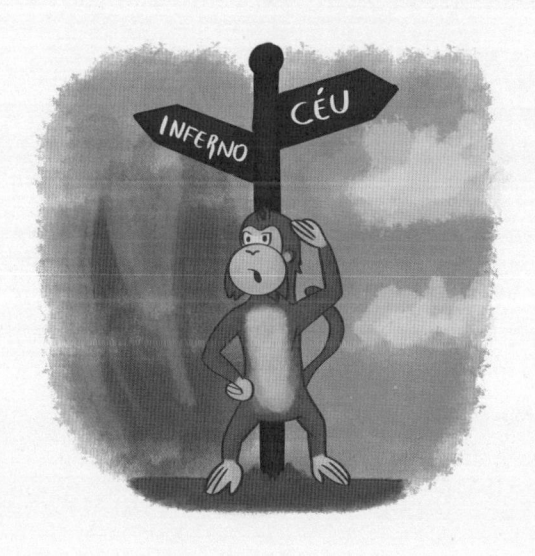

O cérebro, a mente e a consciência

É importante fazer uma distinção básica entre o cérebro e a mente. O cérebro é um órgão material localizado dentro do crânio, enquanto a mente é o que governa o funcionamento desse órgão.

A neurociência divide o cérebro em duas partes, sendo que apenas de 3 a 5% da nossa atividade cerebral é racional e consciente, enquanto de 95 a 97% é emocional e controlada pelo sistema límbico. Ou seja: é a mente subconsciente que está no comando.

Ao contrário do cérebro, a mente não pode ser vista ou tocada: ela está no corpo sutil. Embora os pensamentos sejam produzidos pela mente, um neurocirurgião não encontrará pensamentos ou o macaco falante dentro do cérebro.

Eu arriscaria dizer, claro que sem nenhuma evidência científica, que o nosso macaco vive na parte do cérebro onde fica o nosso subconsciente.

Considerando a teoria darwiniana, segundo a qual somos uma evolução do macaco, é engraçado pensar que agora temos o macaco em nossa mente. Agora, falando sério: a verdadeira evolução acontecerá quando aprendermos a usar nossa mente e não sermos usados pelo macaco falante.

Já a consciência, de acordo com as tradições milenares, é a luz do estado de ser, não sendo limitada por tempo ou espaço. A consciência nunca muda e está sempre presente. Todas as atividades transitórias e impermanentes de pensamentos, sensações, emoções e sentimentos surgem e desaparecem, mas a profunda consciência está sempre ali, observadora, um pano de fundo.

Como nos ensina Adi Shankara, mestre espiritual indiano e fundador do Advaita Vedanta (escola de pensamento hindu), a consciência é a realidade subjacente a todas as experiências. Tudo o que surge e desaparece não é a nossa verdadeira identidade. Já a consciência está presente em todos os movimentos e é o único aspecto constante de todas as experiências.

As conexões sinápticas

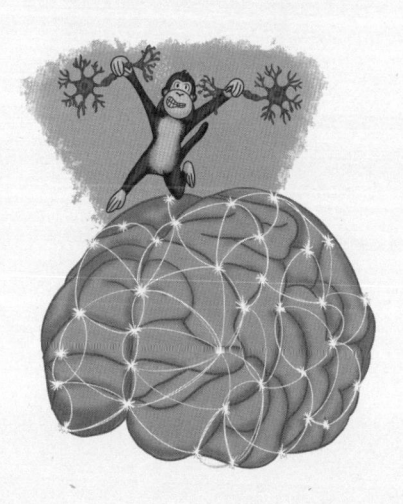

Em nosso cérebro, há cerca de 85 bilhões de neurônios que se comunicam por meio de conexões sinápticas e neurotransmissores. Essas sinapses são pontes eletromagnéticas entre os neurônios, que mudam de tamanho e força conforme a frequência das conversas entre eles. Cada vez que pensamos, sentimos e agimos, acessamos essas conexões, que envolvem muitos neurônios.

Agora, imagine que temos um macaco falante em nossa mente, repetindo um script padronizado. Quantas pontes inúteis ele criou? Muitas, certo? E essas pontes são cada vez mais reforçadas por nossos pensamentos habituais.

Enquanto estabelecemos metas conscientes, o macaco turbulento está no comando do nosso subconsciente, da nossa emoção e da parte instintiva do cérebro, criando uma dissonância interna. Fazemos planos elaborados, e o macaco está lá em segundo plano pronto para sabotá-los. É como se o carro andasse com o freio de mão puxado.

Afinal, o que é ioga?

Patanjali, o compilador dos ensinamentos de ioga, nos *Yoga Sutras* define ioga como *"yoga chitta vritti nirodha"*. Em resumo, significa:

Ioga = unir, juntar, unir
Chitta = mente (pensamentos)
Vritti = flutuações
Nirodha = aquietar ou remover

Essa frase expressa um dos principais objetivos da prática: aquietar a mente e residir na nossa verdadeira natureza, que é *atman* (o eu verdadeiro). Isso significa que ioga é o silenciamento das flutuações da mente até que ela repouse em um estado de total e absoluta tranquilidade, para que se experimente a vida como ela é: como realidade. Experimentamos a unidade, ou união, conosco, com todos e com tudo.

As flutuações (*vritti*) a que Patanjali se refere significam identificação com os movimentos mentais de desejos, aversões, apegos, ignorância e o senso do ego. *Vritti*, uma palavra em sânscrito, é muitas vezes descrito como um redemoinho. Essas flutuações se assemelham à experiência em uma montanha-russa, repleta de altos e baixos.

Muitos de nós confundimos o caminho espiritual da ioga com a prática de *hatha yoga*. Ioga tem ensinamentos milenares que não se limitam às asanas, as posturas, ou seja, os exercícios físicos. A prática de asanas é apenas um pequeno aspecto da tradição da ioga como um todo. Ela visa aumentar a força e a resistência, melhorar a flexibilidade, a coordenação e o equilíbrio e relaxar o corpo, mas está longe de ser a definição integral da ioga.

Os *Yoga Sutras* de Patanjali fornecem a base tradicional da ioga. Neles, o compilador da ioga descreve um caminho óctuplo da prática integrativa, conhecido também como "os oito membros da ioga", conforme apresentado na figura a seguir:

Ashtanga Ioga

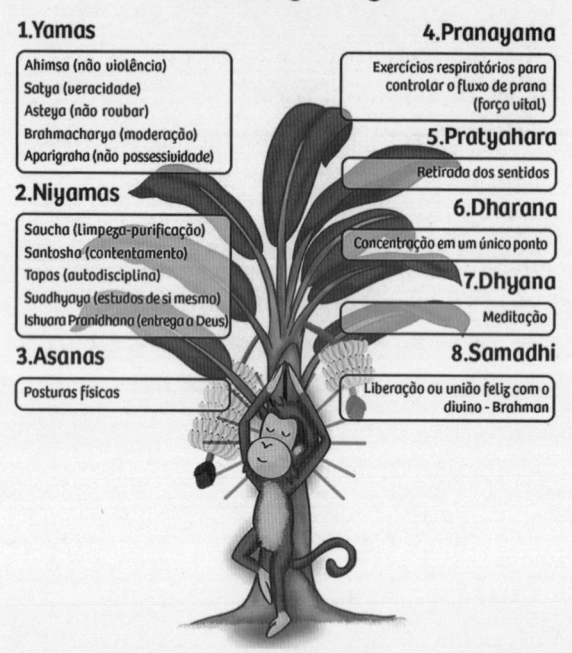

1. Yamas
- Ahimsa (não violência)
- Satya (veracidade)
- Asteya (não roubar)
- Brahmacharya (moderação)
- Aparigraha (não possessividade)

2. Niyamas
- Saucha (limpeza-purificação)
- Santosha (contentamento)
- Tapas (autodisciplina)
- Suadhyaya (estudos de si mesmo)
- Ishuara Pranidhana (entrega a Deus)

3. Asanas
- Posturas físicas

4. Pranayama
- Exercícios respiratórios para controlar o fluxo de prana (força vital)

5. Pratyahara
- Retirada dos sentidos

6. Dharana
- Concentração em um único ponto

7. Dhyana
- Meditação

8. Samadhi
- Liberação ou união feliz com o divino - Brahman

Na linhagem da ioga, existem quatro caminhos principais de união com Deus ou Brahman, geralmente reconhecidos como: carma (ioga da ação), bhakti (ioga da devoção), jnana (ioga da sabedoria) e raja (ioga da meditação).

A palavra Brahman é derivada da raiz sânscrita *brh*, que significa "crescer" ou "expandir". Refere-se ao princípio universal mais elevado, também chamado de realidade última ou absoluta. Brahman é a existência absoluta, o conhecimento infinito ou aquele que nunca muda e permeia tudo o que existe no universo. Brahman é onipresente e representa a realidade última e verdadeira.

Deu para entender que o conceito de ioga é bem mais complexo e abrangente do que o popularmente divulgado?

A ioga do corpo integrada com a mente no momento presente

Agora você entendeu que ioga é uma jornada sagrada de autodescoberta e transformação pela busca da união entre corpo, mente e espírito. A união passa pelo o reconhecimento da presença do divino dentro de cada um. Cada ser humano tem a sua centelha divina que posteriormente fará a comunhão com algo muito maior — Deus, a fonte de toda a existência. Em seu livro *Living in the light*, Deepak Chopra e Sarah Platt-Finger, minha professora de ioga favorita, descrevem que a ioga funde as partes díspares do eu em um estado unificado de consciência, permitindo-nos viver plenamente na luz.

Esse processo de integração de todos os aspectos do ser humano (corpo, mente e espírito) com a fonte de toda a a existência, tem os seus desafios. Pois, muitas vezes, encontramo-nos em um estado fragmentado e desalinhado: o corpo em um lugar e a mente em outro. Por exemplo, você pode estar lendo este livro sobre a mente-macaco e, de repente, observa no seu corpo uma sensação de fome. É como se seu macaco tivesse sequestrado sua mente, levando-a a pensar no que vai jantar hoje. Então, quando você menos espera, vê-se mentalmente fazendo a lista do supermercado.

Percebe a desconexão? É importante nos questionarmos se estamos presentes, tanto em corpo quanto em mente, no momento em que estamos vivendo. A fragmentação consome nossa energia vital e acaba nos deixando frustrados e infelizes.

A integração corpo e mente no aqui agora é essencial para alcançarmos um estado ideal de união, conectando-nos tanto conosco mesmos quanto com o fluxo da vida no presente. Somente quando nossos pensamentos, emoções e comportamentos estão alinhados no aqui e agora podemos atingir a coesão interna e nos tornar inteiros e plenos no agora. Assim, estaremos integrados e em comunhão com a vida, o universo e o todo e poderemos viver o nosso propósito de vida.

Você está realmente concentrado na leitura deste livro ou sua mente está pulando de galho em galho como um macaco com tantos conceitos novos apresentados?

RESUMINDO

» A mente e o cérebro não são sinônimos. O cérebro está no corpo físico e a mente, no corpo sutil.

» Temos duas partes do cérebro: a consciente e a subconsciente.

» A maioria das atividades do nosso cérebro está no subconsciente.

» Os comportamentos são em sua maioria derivados de padrões do nosso subconsciente.

» O macaco condicionado vive no seu subconsciente. A parte do nosso subconsciente é rápida e poderosa.

» O estado de coerência e integração vem quando alinhamos o consciente com o subconsciente.

» Ioga significa união do corpo e da mente no aqui e agora com o todo, com Deus ou Brahman.[7]

PRATICANDO

Caracterizando a voz na sua cabeça

Escolher — Perguntar — Descrever — Caracterizar — Perguntar

Agora que você já conhece algumas características do macaco em sua mente, que tal parar um pouco durante seu dia e observar seus pensamentos, identificando se o seu macaco está distraído, julgador, negativo, egoico, mentiroso ou comentarista?

Ouça a voz da mente, o ruído mental: a voz do seu macaco.

Recapitulando o que praticamos no capítulo 1:

1. **Escolha** um pensamento recorrente para exercitar.

2. **Pergunte-se:** "Que voz é essa que estou ouvindo?". É a voz da mente-macaco.

3. **Descreva:** como você caracteriza a fala do macaco na sua mente?
Reclamação?

---
7 Embora exista diferença entre os conceitos de Deus e Brahman, uso como sinônimos para simplificar.

Julgamento?
Negativa?
Egoica?
Mentirosa?
Comentarista?
Outros? Especifique.

4. **Caracterize:** a fala o encoraja ou o sabota? Você é vítima ou mestre, céu ou inferno? Como você se sente com essas flutuações mentais?

5. **Pergunte-se:** "Desejo reforçar conscientemente as conexões sinápticas dessa fala?"

Pratique com autoaceitação, bondade e compaixão. Não se castigue por ter uma mente agitada e distraída. Você está praticando não se identificar com a fala da mente-macaco e ser a consciência que observa. Você não é seu ruído mental, você é o observador dele.

A consciência que observa não é o ego: é a divindade que reside dentro de você. Ela é aquela que não se mistura com o que está sendo observado, pois detém a verdadeira sabedoria e inteligência. Ela vê a realidade última das coisas e está livre. Você a pratica quando não julga, comenta e analisa tudo o que acontece. Quando se torna a testemunha, o observador, pleno em si mesmo no seu *atman*. Quando não tem aversão ou apegos a pensamentos, emoções e experiências. Tanto a aversão quanto os apegos causam sofrimento.

Lembre-se de que aceitar sem julgamento é a maneira ideal de desenvolver um relacionamento melhor com sua mente-macaco. Julgamento, crítica e condenação apenas alimentarão a tagarelice dela. O importante é não se envolver com o que ela está dizendo. Cultive a presença testemunhal e observe que os pensamentos são mutáveis, fugazes e transitórios por natureza.

Você está tendo a oportunidade de experimentar a vida a partir de um estado de presença sem estar preso em sua mente-macaco, que vive a vida em meio a flutuações transitórias, ou seja, em uma verdadeira montanha-russa de loucura: a vida sobe, desce e se torna confusa e caótica.

Prática integrativa

Aproveito para compartilhar um pouco da minha experiência pessoal. Meu pensamento recorrente habitual é: "Eu não sou boa o suficiente, reconhecida ou valorizada". O macaco barulhento, com suas falas sabotadoras, aparece na minha mente quando, por exemplo, a vida apresenta alguma situação, algum desafio com o qual não me sinto pronta para lidar.

Essa situação ocorreu quando fui convidada para dar uma palestra de última hora. Sentia em meu coração que precisava ter coragem de me expressar em público, pois era parte da minha missão de vida. No entanto, o convite repentino ativou o pensamento condicionado de que a tarefa era maior do que minhas habilidades. Quem tem essa crença arraigada de não ser bom o suficiente busca constantemente o perfeccionismo como meta. Sempre sentimos que falta algo: mais um curso, mais uma certificação renomada. Nunca nos sentimos prontos.

Lembro-me de sair para dar uma volta com minha cachorra, sentindo um aperto no peito e muita tensão no corpo, respiração ofegante, entregando-me às lágrimas, pois, ao mesmo tempo que queria aceitar o convite, sentia-me incapaz. Andei em círculos, tentando entender o motivo do meu estresse e colocar em prática os conhecimentos que possuía, mas sem muito sucesso naquele momento. Sinto muita compaixão por todos que sofrem com crises de pânico ou ansiedade, pois acredito que vivenciei uma crise naquele momento. Após lavar a alma em um choro profundo, voltei para casa e tentei novamente entender o que havia acontecido. Consegui perceber que a voz que ouvi era do meu macaco sabotador condicionado e identifiquei os sentimentos de insegurança, medo e inadequação que foram ativados em mim.

Reitero o convite à realização da prática aqui proposta: analise o que o seu macaco diz com mais frequência. Quando ele começa a falar? Em qual situação? O que ele fala? Como você se sente ao ouvir as suas falas repetitivas? Como você responde a elas: luta, fuga ou congelamento?

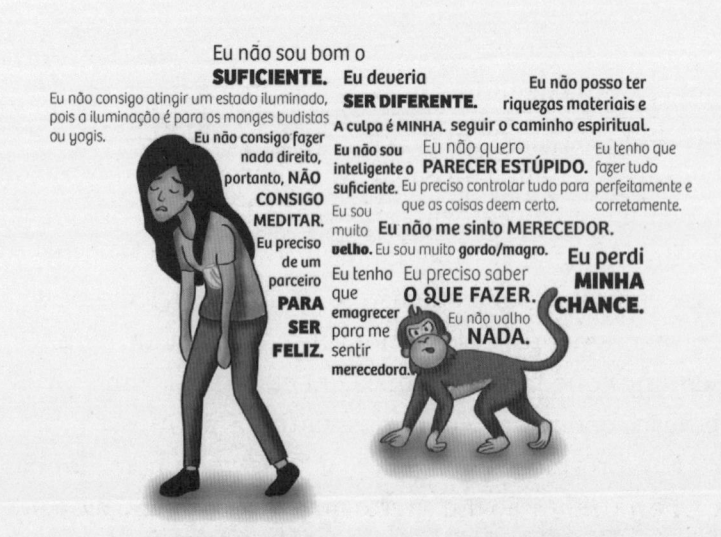

Eu não sou bom o **SUFICIENTE**. Eu deveria **SER DIFERENTE**. Eu não posso ter riquezas materiais e seguir o caminho espiritual. Eu não consigo atingir um estado iluminado, pois a iluminação é para os monges budistas ou yogis. A culpa é MINHA. Eu não consigo fazer nada direito, portanto, NÃO CONSIGO MEDITAR. Eu não sou inteligente o suficiente. Eu não quero **PARECER ESTÚPIDO**. Eu tenho que fazer tudo perfeitamente e corretamente. Eu preciso controlar tudo para que as coisas deem certo. Eu sou muito velho. Eu não me sinto MERECEDOR. Eu sou muito gordo/magro. Eu preciso de um parceiro **PARA SER FELIZ**. Eu tenho que emagrecer para me sentir merecedora. Eu preciso saber **O QUE FAZER**. Eu não valho **NADA**. Eu perdi **MINHA CHANCE**.

CAPÍTULO 3

O TOC e o TOCPN

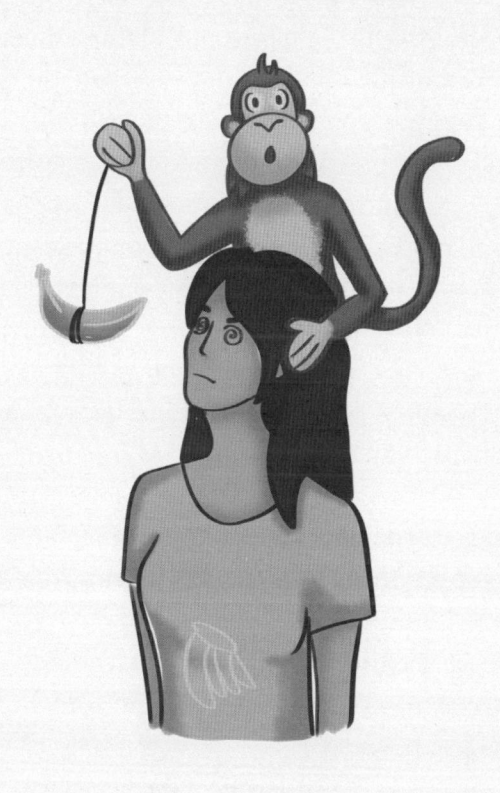

O transtorno obsessivo-compulsivo (TOC) é um quadro psiquiátrico no qual pensamentos involuntários e intrusivos nos levam a repetir determinados comportamentos para aliviar a ansiedade. Mesmo que você não tenha recebido um diagnóstico oficial de TOC por um psiquiatra, garanto que existe uma versão alternativa desse transtorno para todos nós. Costumo chamá-la de TOCPN: transtorno obsessivo-compulsivo do pensamento negativo.

Acredito que, na maioria dos casos, somos dominados ou até mesmo hipnotizados pelos pensamentos. Ainda não aprendemos a utilizar nossa mente em seu potencial máximo; em vez disso, ela nos controla, aprisionando-nos. Isso ocorre porque confundimos a atividade da mente (pensar) com nossa verdadeira essência.

É crucial compreender que não somos nossos pensamentos. Temos pensamentos. Vários. Essa perspectiva é bastante diferente: *ter* ou *ser*. Nós somos a consciência que observa os pensamentos. É simples assim! As maiores verdades são simples, mas precisamos vivenciá-las, não apenas intelectualizá-las. Se fosse apenas uma questão intelectual, os Ph.D. seriam as pessoas mais realizadas e iluminadas.

Adi Shankara já nos ensinou que repetir o nome do remédio não traz a cura da dor de cabeça; precisamos ingeri-lo. De nada adianta dizer: "aspirina, aspirina, aspirina!". É necessário ingeri-la; caso contrário, a dor de cabeça não vai melhorar.

Faz-se necessário internalizar essa verdade. Não nos misturarmos, nos emaranharmos ou nos identificarmos com os pensamentos.

Nossa evolução espiritual depende de vivenciarmos essa simplicidade conceitual por meio da experiência direta, ou seja, por meio da autorrealização. Podemos passar a vida inteira sem perceber essa sutil diferença. E, então, surge a resposta para a pergunta: quem está vivendo nossa vida em vez do nosso verdadeiro eu? É simples: o macaco falante.

O pior de tudo é acreditar que somos os únicos a sofrer desse transtorno compulsivo de pensamento negativo. Observamos os bastidores de nossa mente e os comparamos ao palco dos outros, sem conseguir ouvir o que o macaco deles está tagarelando em suas mentes. Equivocadamente, pensamos que eles encontraram a paz, a felicidade e a bem-aventurança tão almejadas por todos nós.

Certa vez, conheci uma pessoa bastante tímida e reservada. Ele me disse: "Eu não falo muito". Como uma pessoa curiosa sobre a mente humana, perguntei-lhe: "E como é a sua conversa interna consigo mesmo? Você tem um macaco que fala com você?". Ele respondeu: "Essa conversa é terrível. Acredito que tenho muitos macacos que falam comigo ao mesmo tempo, ou até mesmo gorilas".

Concluímos erroneamente que apenas nós temos um companheiro em nossa mente, um colega de vida, nosso macaco crítico, nosso colega de quarto. Mas a verdade pura e simples é que praticamente todas as pessoas têm a mente-macaco condicionada. As únicas exceções são as que se iluminaram e despertaram para o estado de presença do agora. Se você ainda não despertou de todo para se estabelecer permanentemente no estado de poder do agora, não se preocupe! Como sugere Eckhart Tolle, comece a conhecer melhor seu macaco tagarela, diminua o volume em sua mente e reescreva o diálogo que ocorre entre vocês. Não dê bananas ao seu macaco! Tudo o que alimentamos cresce. Você realmente deseja alimentar o seu macaco?

Podemos percorrer juntos esse caminho a Delfos, de volta para nós mesmos. E, em vez de permitir que nosso macaco grite, aprenderemos a ouvi-lo e entender suas falas, entender o que desencadeia suas falas, ensinando-lhe novos roteiros neurais e instalando nele um novo software mental. Eventualmente nos iluminaremos com a verdade última: nossa essência espiritual vai além da mente-macaco.

Você possui seus pensamentos ou seus pensamentos possuem você?

Essa importante pergunta abre uma reflexão interessante.

Como pensamos involuntariamente, acredito que o pensamento ocorre sem que nos demos conta. E então nos identificamos com esses pensamentos circulares sem perceber que são resultado de nossa mente tagarela.

Essa fala disfuncional nos afasta do *sukha*, palavra em sânscrito que significa bem-aventurança e felicidade verdadeira. Aqui vale lembrar que, frequentemente, nosso corpo está em um lugar e nossa mente em outro, aumentando o sofrimento, ou *dukkha*. Ao nos acostumarmos a viver nesse estado de separação e fragmentação, tornamo-nos escravos dos nossos intermináveis pensamentos.

René Descartes estava equivocado ao afirmar: "penso, logo existo". A afirmação correta é: "eu sou, portanto, penso". O puro ser vem antes do pensar.

A corda e a cobra

Até que ponto podemos confiar em nossos pensamentos e nos nossos sentidos?

Para responder a essa pergunta, vou recorrer à parábola da filosofia védica da corda e a cobra.

Segundo ela, um homem caminhava à noite e, de repente, se deparou com uma cobra venenosa enrolada.

Imediatamente, ele correu na direção oposta. No dia seguinte, ao retomar sua caminhada, percebeu que havia cometido um erro de julgamento: a suposta cobra enrolada era apenas uma corda. Devido à escuridão, ele não conseguira discernir corretamente a realidade. Durante o dia, sua percepção estava mais clara, e a ilusão (ou *maya*) foi dissolvida pela luz do discernimento diurno.

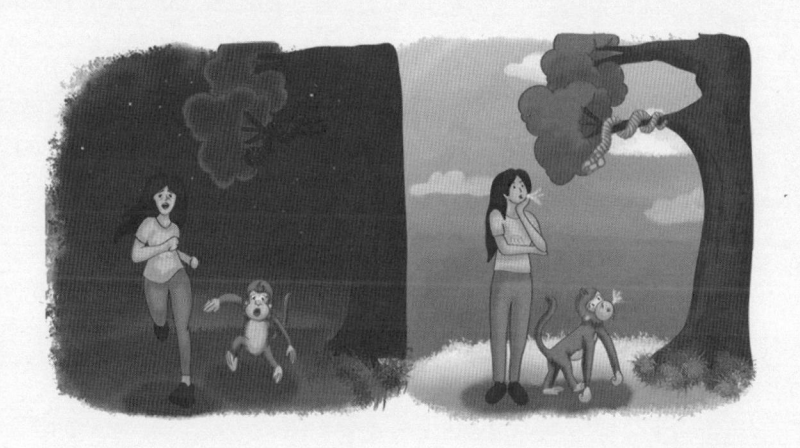

Esse exemplo clássico e simples ilustra o quanto nossos sentidos podem nos enganar. Na realidade, damos ouvidos aos nossos pensamentos e ignoramos o fato de que nem tudo que nosso macaco nos diz é verdade. Acreditamos no que o macaco fala da mesma forma que confundimos a corda com a cobra.

Nosso trabalho é observar e compreender o macaco, tornando-nos observadores de nossos pensamentos.

O mito da caverna de Platão

Outro exemplo da ilusão, ou *maya*, de nossa confusão mental é descrito no mito da caverna, do antigo filósofo grego Platão.

Na alegoria retirada de *A república*, Sócrates, mestre de Platão e personagem principal, pede a um jovem aprendiz, Glauco, que imagine uma caverna onde prisioneiros acorrentados vivessem desde a infância, sem nada em seu campo de visão além de uma parede. Atrás dos prisioneiros (portanto, fora de seu campo de visão), haveria uma fogueira, que projetaria na parede as sombras dos homens que passassem entre as costas dos prisioneiros e a fogueira. Assim, as projeções eram todo o conhecimento que os prisioneiros tinham do mundo.

Até que um prisioneiro foi libertado e, ao ver a fogueira e as pessoas que passavam, percebeu que as sombras que ele acreditava serem a totalidade do mundo eram meras projeções. Ele saiu da caverna e, ao se deparar com o mundo exterior, a luz solar ofuscou sua visão, causando desconforto.

Esse diálogo filosófico, com uma ampla possibilidade de interpretações, das mais profundas, é muito antigo, escrito cerca de quatrocentos anos antes de Cristo, mas traz ensinamentos valiosos para nós. Sem nenhuma pretensão filosófica, ofereço minha simples interpretação dentro do contexto dos assuntos deste livro.

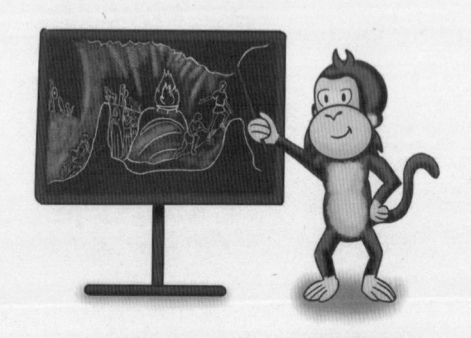

Trazendo a alegoria da caverna para a mente-macaco, perguntamo-nos: quantos de nós somos como os prisioneiros de Platão, vivendo uma escravidão inconsciente? Quantos de nós estamos aprisionados pela nossa mente-macaco, vivendo em estado de ignorância?

Vivemos aprisionados por nossa mente, acreditando que tudo que ouvimos do nosso macaco é totalmente verdadeiro, como se estivéssemos na caverna de Platão.

Para onde estou indo? Pergunte ao seu macaco, pois você o está seguindo

Um dos ensinamentos de Buda foi nos alertar de que vivemos condicionados pela constante fuga da dor e em busca do prazer.

Siddhartha Gautama nasceu em uma família real no sudoeste do Nepal. Um adivinho disse ao pai dele, o rei, que Siddhartha poderia ser um grande líder ou um grande guia espiritual. O rei preferiu a primeira opção e fez de tudo para que o filho fosse feliz, garantindo que ele nunca visse nada desagradável, feio ou incômodo. Ele o cercou de tudo que havia de melhor, belo e satisfatório, e o príncipe seguiu sua vida, casando-se e tendo um filho. O mundo parecia ideal e feliz.

Então, Siddhartha decidiu ir além dos arredores da vida idílica do palácio e, pela primeira vez, testemunhou as verdades chocantes do envelhecimento, de enfermidades e de mortes. Surgiu nele um desejo de paz e felicidade perenes, que não dependessem de saúde, juventude e riquezas. Assim, o príncipe saiu em busca de paz e escolheu passar seis anos em extrema abnegação. Chegou à conclusão de que nenhum dos dois extremos, do prazer ou da autoflagelação, o levariam aonde gostaria de chegar.

Embora a história de Buda tenha ocorrido há cerca de 2.500 anos, até hoje não mudamos muito, pois todos nós, ao buscarmos nos libertar do sofrimento e encontrar a felicidade, encontramo-nos na mesma dualidade: fugir da dor em direção ao prazer em um constante fluxo de pêndulo de relógio. Outra dualidade: nessa busca, ou estamos no passado ou no futuro, mas nunca no presente.

Como a mente-macaco está remoendo o passado ou antecipando o futuro, surge a pergunta: quem está vivendo nossa vida? A resposta é simples: o macaco. É ele quem nos conduz, e nos tornamos prisioneiros dele.

Usando o ensinamento budista do caminho do meio, se a felicidade não está no futuro nem no passado, onde ela está? Lembre-se de que Buda tentou caminhos extremos, chegando a ficar apenas tendões, ossos e pele, de modo que não é difícil responder: no meio, entre o passado e o futuro, ou seja, no momento presente. Somente no agora, onde nós estamos, com corpo e mente inteiros, presentes e plenos em si, temos a oportunidade de despertar completamente para a mente luminosa.

O macaco que briga com o agora

Você já sabe que a porta para o seu despertar encontra-se no momento presente. Acontece que o macaco tagarela está sempre em conflito com o presente, pois muitas vezes acredita que algo melhor o espera no futuro. O agora se torna apenas um meio para alcançar esse futuro. Outras vezes, ele tem medo do futuro, por ser um terreno imprevisível, incerto, diferente do passado conhecido.

Quando lutamos contra o agora, sem aceitar como a vida se apresenta, além de sentirmos tensão e insatisfação, ficamos desalinhados com o poder universal que sustenta a existência. Separamo-nos de nós mesmos e, é claro, afastamo-nos do fluxo da vida e da fonte inteligente e divina que a alinha e a sustenta.

Observe os eventos da natureza. Eles nos ensinam profundamente e podem ser uma importante fonte de aprendizado. Como diz Helena Petrovna Blavatsky, escritora, filósofa e teósofa russa, se todos os livros desaparecessem, poderíamos recuperar os conhecimentos contidos neles simplesmente observando o fluxo da natureza, que é mutação, impermanência e transformação.

Observe as quatro estações do ano: primavera, verão, outono e inverno. Não há estação boa ou má; cada uma tem suas peculiaridades. É a nossa mente que julga e busca controlar tudo, fazendo comentários mentais que criam problemas e estabelecem que uma estação é melhor ou pior que outra. Não há pior ou melhor na natureza.

A vida se apresenta como é, e todas as estações do ano são como são e têm seus ciclos. No entanto, a mente-macaco, com seus julgamentos, críticas, reclamações, comparações e análises, cria problemas quando a vida se revela de uma maneira que não queremos ou não conseguimos controlar. No entanto, certamente, não controlamos a natureza.

A mente-macaco está sempre travando uma batalha interna com o agora, com comentários mentais sobre como a vida deveria ou não deveria seguir certo curso de acontecimentos. Por exemplo, se queremos ir à praia e estamos na estação do inverno, certamente não é o momento favorável para que tal desejo se realize, e não há nada que se possa fazer a respeito — basta aceitar e aguardar um momento melhor. Mas a mente-macaco começa com suas falas turbulentas, gerando mais insatisfação e frustração e nos impedindo de aceitar o presente.

RESUMINDO

» A maioria de nós tem transtorno obsessivo-compulsivo do pensamento negativo (TOCPN). Esse diagnóstico não está no manual das doenças psicológicas, mas assola a muitos de nós.

» *Maya*, no contexto deste capítulo, é a ilusão que nasce do fato de acreditarmos em tudo que ouvimos o macaco nos dizer. A voz do macaco sobrepõe-se à voz da alma.

» Confundimos a corda com a cobra da mesma forma que confundimos o pensamento como nossa identidade real.

» Confundimos as imagens projetadas por uma fogueira na caverna de Platão com a realidade.

- » O caminho do meio do Buda, nem no futuro nem no passado, é o momento presente do eterno agora.
- » A mente-macaco rejeita o momento presente.

---------- PRATICANDO

Percepção PPF (Passado-Presente-Futuro)

Escolher — Perguntar — Avaliar — Repetir

1. **Escolha** um pensamento.
2. **Pergunte-se:** "Estou no presente momento? Estou ruminando o passado ou antecipando o futuro?".
3. **Avalie:**
   Estou resistindo ao fluxo da vida ao lutar contra o presente momento?
   Quando resisto, como o meu corpo se sente?
   Quais são as mudanças fisiológicas?
   Sinto um aperto no corpo? Em qual área? Na região peitoral, ombros, abdômen, cabeça?
4. **Repita** conscientemente: "Eu acolho o aqui e agora do jeito que ele se apresenta. Eu acolho a vida como ela é. Eu entrego, aceito e agradeço o presente do momento presente. Eu deixo ir a ilusão da ignorância. Eu deixo ir a necessidade de controle para me trazer segurança interna. Eu confio no fluxo da vida. Eu sou grato".

Prática integrativa

Utilizando o meu exemplo pessoal anterior, de quando minha fala condicionada me convenceu de que eu não era boa o suficiente, pergunto a você: qual é a sua opinião sobre esse pensamento? Acha que ele está ancorado no passado, no futuro ou no presente? Estou resistindo ao fluxo da vida com esse pensamento?

Minha resposta é: estou projetando-me no futuro, antecipando um fracasso na palestra devido à falta de preparação e ao pensamento condicionado de não ser boa o suficiente. A reação do meu corpo foi ativar todas as respostas ao estresse, respostas que estudaremos em detalhes posteriormente.

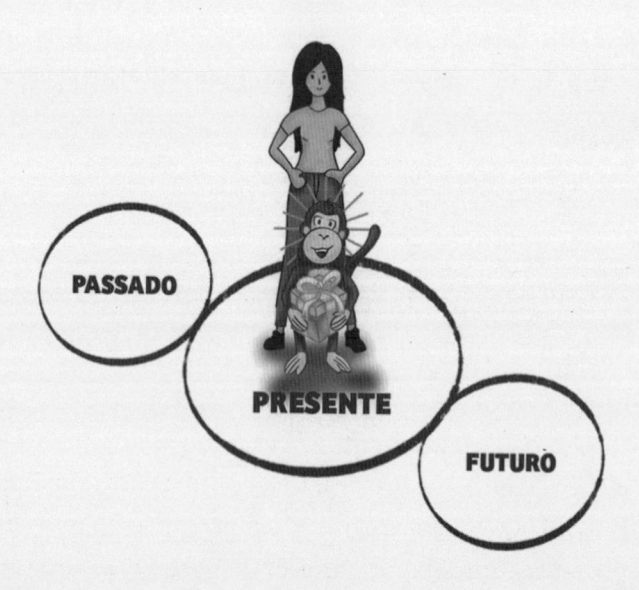

CAPÍTULO 4

O Programa Mente-Macaco Condicionada (PMMC)

Quando o macaco tagarela invade nossa mente, afastamo-nos do momento presente e começamos a viver ou, melhor, funcionar no que eu chamo de Programa Mente-Macaco Condicionada (PMMC).

A mente, como um computador, possui seu próprio software operacional. Em outras palavras, com a quantidade de pensamentos produzidos diariamente, não há muito espaço para ideias únicas. Geralmente, eles se repetem, a menos que façamos uma atualização. Podemos afirmar que estamos executando um programa de mente-macaco condicionada.

O PMMC tem falas fixas, fundamentadas em nos proteger de perigos emocionais, físicos e até espirituais. Quanto mais executamos esse programa, mais sinapses reforçamos e mais ele nos aprisiona.

Como o PMMC se instala?

O programa é instalado com base nos condicionamentos de nossas experiências e em todos os relacionamentos que influenciam nossa vida, sejam eles com pais, familiares, professores, amigos ou conhecidos.

Esse programa também é formado pelas crenças.

Crenças são conjuntos de repetições que afirmamos para nós mesmos como se fossem verdades universais. Elas estão em nosso inconsciente e atuam silenciosamente. Temos crenças em todas as áreas de nossas vidas: física, profissional, intelectual, financeira, social, emocional e espiritual.

Esse programa também é influenciado pelo carma, outra palavra em sânscrito que significa ação. Carma são ações que deixam registros, conhecidos como *skandhas*, memórias. Partindo do pressuposto de que somos seres espirituais que vivenciam experiências humanas, é possível que tenhamos vivido outras vidas e que trouxemos para a vida atual tendências cármicas.

O PMMC funciona em piloto automático. Acabamos executando-o inconscientemente, pois temos a tendência de permanecer em nossa zona de conforto. Ele estabelece padrões neurais e conexões sinápticas que se tornam subconscientes.

Digo e repito: o momento mais importante da sua vida é o agora. O presente é o único tempo que temos. A qualquer momento, temos uma escolha: nos sentirmos mais conectados ou fragmentados pelo PMMC. A todo instante, podemos escolher entre pensamentos que nos aproximam do nosso eu verdadeiro ou pensamentos condicionados que nos afastam.

A única maneira de nos libertarmos dessa prisão mental é fazer um update no PMMC. Nesse update, conseguimos estabelecer novas conexões neurais na mente e novos comportamentos de empoderamento. Você está pronto para um update?

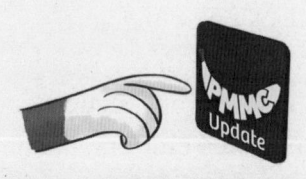

Estresse

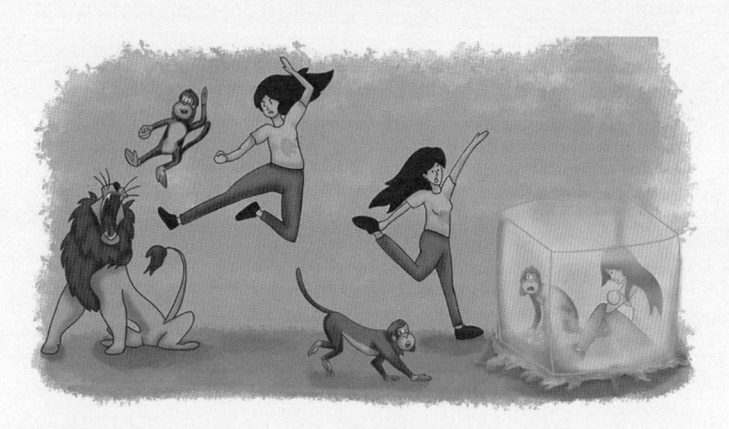

A maior ativação da mente-macaco é a resposta de luta, fuga ou congelamento. O conhecido estresse.

Gosto de uma definição de estresse que é bastante simples: a percepção de ameaça física, emocional, psicológica e espiritual.

O corpo reage a essa percepção e apresenta os seguintes sinais: aumento da frequência cardíaca e da pressão arterial, respiração rápida e superficial, maior atenção, liberação dos hormônios do estresse (cortisol e adrenalina), aumento da transpiração, aceleração do metabolismo e diminuição da imunidade, já que precisamos de toda a energia disponível para enfrentar ou fugir da ameaça. Na resposta ao estresse, o Sistema Nervoso Autônomo (SNA) é ativado. Quando a situação que o causou termina, nosso corpo se reajusta e retorna ao seu estado normal, a homeostase.

A ansiedade é uma parente próxima do estresse. Enquanto o estresse é a percepção de uma ameaça, a ansiedade está relacionada ao excesso de futuro. Por exemplo, quando você não consegue dormir à noite, ruminando pensamentos e preocupações, isso pode ser caracterizado como ansiedade. As inquietações com problemas estão cheias de "e se", prendendo-nos num ciclo vicioso de noites maldormidas, pensamentos circulares repetitivos e a negatividade da mente-macaco.

A amígdala

O termo "amígdala" vem do grego e significa "amêndoa". Refere-se a duas pequenas estruturas em forma de noz no cérebro. Essas estruturas têm a função de identificar e alertar o corpo sobre uma ameaça, deixando-nos prontos para lutar ou fugir dela, garantindo assim nossa sobrevivência. A amígdala faz parte do sistema límbico, que regula nosso comportamento e nossas emoções, desempenhando um papel crucial num momento de medo.

Para possibilitar uma resposta rápida a uma ameaça iminente, como vimos, o cérebro poupa energia e suspende o pensamento complexo que ocorre no córtex pré-frontal, a região responsável pelo processamento das emoções. Afinal, precisamos dessa energia para lutar ou fugir: diante da ameaça de um leão, por exemplo, logicamente tornamo-nos mais reativos e impulsivos, de modo que não nos resta energia para sermos criativos e engenhosos.

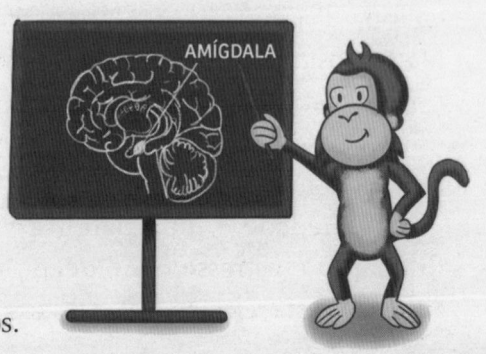

Afinal, não é o momento de criar e planejar quando nossa sobrevivência está em jogo, certo?

Devido à mente-macaco turbulenta, sentimo-nos num constante estado de ameaça, como se nossa sobrevivência sempre estivesse em risco, como se sempre estivéssemos lutando ou fugindo do leão.

Sistema Nervoso Autônomo (SNA) simpático e parassimpático

O sistema nervoso simpático e o parassimpático fazem parte do sistema nervoso autônomo (SNA), agindo de maneiras opostas para manter o equilíbrio das funções vitais do corpo.

O sistema simpático é responsável pelas mudanças no organismo em situações de estresse ou emergência, a "luta ou fuga" de que acabamos de tratar. Ele prepara nosso corpo para um estado de alerta, liberando certos hormônios para enfrentarmos ou fugirmos de um perigo iminente, que pode ser físico, mental ou emocional.

Após o perigo passar, é o sistema nervoso parassimpático que entra em ação com a função de fazer o organismo retornar ao estado de calma e tranquilidade que comentei algumas linhas atrás. Esse estado de homeostase ou equilíbrio ao qual retornamos é conhecido como descanso ou digestão.

O SNA controla e regula as funções dos órgãos, do músculo liso, do coração e das glândulas sem nenhum esforço consciente de nossa parte, ou seja, tem controle involuntário sobre essas estruturas.

Quando o macaco domina a mente, acionamos a resposta da luta ou fuga e, nesse estado, todo o nosso organismo é mobilizado para lidar com a situação de perigo. Quando a luta ou a fuga está ativa, ocorrem mudanças em nosso corpo como resposta para lidar com o perigo potencial, como aceleração dos batimentos cardíacos.

Nosso corpo consegue lidar perfeitamente com alterações temporárias de estresse. Nosso cérebro está preparado para lidar com pequenos episódios e possui mecanismos próprios para se recuperar dessas situações. No entanto, a questão se torna complicada quando estamos em um estado crônico de estresse, no qual nosso macaco tagarela não para de falar em nossa mente e a percepção de perigo é constante. Com essa atividade da mente-macaco, nosso organismo se encontra em um estado contínuo de estresse.

O estresse crônico, provocado por uma mente incessante e turbulenta, sobrecarrega nosso corpo, que se torna incapaz de realizar o ajuste natural e voltar à homeostase. Além disso, os níveis elevados de cortisol e adrenalina permanecem altos e impedem a formação de novas conexões no cérebro, o que resulta em um ciclo assustador.

A conexão mente e corpo

O ser humano é o único animal capaz de se autorregular por meio do pensamento. Ou seja, apenas pelo ato de pensar, o corpo começa a mudar, respondendo ao pensamento. Essa mudança da nossa realidade pode ser para melhor ou pior. Como diz o autor americano Joe Dispenza em seu livro *Quebrando o hábito de ser você mesmo: como reconstruir sua mente e criar um novo eu*, se pelo pensamento somos capazes de causar doenças, também somos capazes de nos curar.

Vou dar um exemplo. Suponha que você decidiu fazer um safári na África do Sul e, nesse passeio, se depara com um grande e feroz leão. A ameaça iminente à sobrevivência apresentada ao encontrar o leão ativa o sistema nervoso autônomo simpático, que por sua vez ativa a resposta fisiológica ao estresse, de luta ou fuga, composta por reações autônomas que ocorrem em uma situação desafiadora.

Anos depois, ao lembrar desse incidente, você traz para o momento presente todas as ativações do sistema nervoso simpático. Mesmo sentado no conforto da sua casa, apenas ao pensar no episódio com o leão na África, seu corpo ativa a resposta ao estresse. De repente, seus batimentos cardíacos estão acelerados, suas mãos estão frias e suadas, o hormônio do estresse cortisol e secretado, há maior atividade muscular, redução das atividades do estômago e intestino, entre outras respostas fisiológicas.

Isso comprova o que já sabíamos: o macaco está sempre alerta e tentando nos proteger de um perigo iminente. Quando a resposta ao estresse é ativada, nosso corpo usa toda a sua energia para nos manter vivos. Nenhuma energia é usada para a criatividade e inspiração. Afinal, quando estamos correndo de um leão, não é momento de criar nada.

A neuroplasticidade

A ciência da neuroplasticidade nos ensina que nosso cérebro pode ser renovado a qualquer momento. Por exemplo, quando aprendemos algo novo, como uma língua diferente, nosso cérebro estabelece novas conexões neurais que não existiam anteriormente.

A neurociência tem um ditado que afirma: "Neurônios que são ativados juntos se conectam". Isso é baseado na regra de Hebb, proposta por Donald Hebb em 1949, que postula que os neurônios que se comunicam criam uma ligação, ou seja, um caminho. Quando os neurônios se conectam repetitivamente, as ligações entre eles se fortalecem, criando vias maiores e mais fáceis para o tráfego de informações.

Lembra do conceito das conexões sinápticas que já abordamos? Quando estamos no piloto automático da mente-macaco, não criamos novas conexões neurais. A neuroplasticidade é promovida por novos pensamentos que criam novas conexões neurais e incentivada quando saímos da zona de conforto e temos curiosidade para explorar o desconhecido.

RESUMINDO

- » Temos um programa que se chama Programa Mente-Macaco Condicionada (PMMC).
- » Quando o PMMC está rodando, ele ativa a resposta de luta ou fuga ao estresse.
- » Corpo e mente são um só. Por meio do pensamento, podemos ativar a resposta de luta ou fuga do corpo.
- » A neuroplasticidade nos ensina que podemos fazer um update do programa e mudar nosso cérebro e mente.
- » Podemos modificar nossos padrões, crenças e hábitos.

PRATICANDO

Percepção de estresse

Reconhecer — Identificar — Acessar — Resolver — Escolher

Observe quando o PMMC está rodando e a resposta ao estresse é disparada. Observe a conexão corpo e mente pelas mudanças fisiológicas que acontecem no seu corpo.

Faça a seguinte reflexão:

1. **Reconheça** se está em uma situação de perigo real. *Qual a sua resposta à percepção dessa ameaça? Luta, fuga ou congelamento? Quais respostas fisiológicas você observa em seu corpo?*

2. **Identifique** a causa da percepção dessa ameaça.

3. **Acesse** outras pessoas e tente descobrir se elas perceberiam essa situação como estresse ou como oportunidade de crescimento.

4. **Resolva** o estresse perguntando-se como poderia usar a situação para não se sentir estagnado na resposta de luta, fuga ou congelamento:
Como posso reduzir essa percepção de ameaça no futuro? Quais habilidades preciso desenvolver para responder à percepção desse perigo?

5. **Escolha** os pensamentos, sentimentos e comportamentos que deseja ter para as novas habilidades que quer desenvolver. Ative a resposta do sistema nervoso autônomo parassimpático.

Prática integrativa

Na situação que vivi do convite da palestra, quando caminhava, dando voltas ao redor de um laguinho, estava sendo completamente tomada pela resposta ao estresse: senti palpitações, respiração ofegante e mãos suadas. Meu corpo físico teve total percepção de perigo.

No mundo exterior, estava tudo bem: o dia estava lindo e ensolarado, eu caminhava com a minha cachorrinha. Quem me visse nunca poderia imaginar que eu estava tendo uma pequena crise de pânico. Muitas vezes, olhamos apenas para o palco do outro. No meu palco, mostrava-se o teatro de um lindo dia, uma pessoa e sua cachorrinha. Porém, nos bastidores da minha mente, uma fala condicionada repetia que eu não era boa o suficiente.

Eu estava realmente em uma situação de perigo? Certamente, outras pessoas não perceberiam essa situação como um ativador de estresse. Afinal, um convite é sempre uma oportunidade de crescimento e evolução. Ao voltar para casa, escolhi os pensamentos que me trariam ao momento presente. Senti-me mais centrada e acolhida com eles. Certamente, usei essa situação para meu benefício, pois comecei a me preparar e, desde então, aceitei vários convites para eventos de um dia para o outro.

A fala do macaco foi substituída pela fala: "Não estou em perigo real. Identifico que a resposta de fuga ao perigo não cabe nessa situação. Esse é o meu melhor no momento presente. Eu acolho o agora. Está tudo bem: estou passeando com minha cachorrinha nesse dia lindo e ensolarado."

CAPÍTULO 5

"Por que você fica preso quando a porta está totalmente aberta?"
(Rumi)

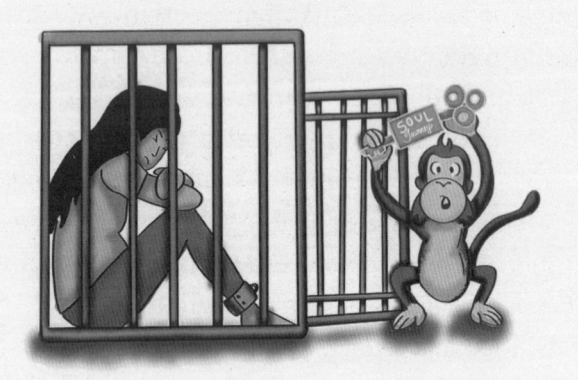

O título deste capítulo é uma frase de Rumi, poeta e mestre espiritual persa do século XIII. A porta à qual ele se refere, acredito, é a que leva ao nosso interior. E o que fazemos? Trancamos a porta e esquecemos onde colocamos a chave ou, melhor, entregamos a chave ao nosso macaco.

Buscamos a chave da plenitude, felicidade, liberdade e bem-aventurança em todos os lugares fora de nós mesmos, exceto dentro de nós. Apegamo-nos aos objetos externos como se fossem a fonte da felicidade sustentável e duradoura. Mas o nosso vazio existencial nunca será preenchido por nada que se encontra fora de nós. Buda já nos deixou seus ensinamentos mostrando como o apego gera *dukkha*, isto é, sofrimento, desconforto ou insatisfação. O nosso ser infinito verdadeiro e profundo já é pura felicidade, *sukha*, mas nos esquecemos dessa verdade.

A entrada para o nosso santuário interno ou nosso templo de Delfos está dentro de nós. O caminho é para dentro, não para fora. Vamos abrir a porta que leva ao nosso interior, em direção ao nosso templo sagrado? Está pronto para sair da prisão e mergulhar na verdade interna, libertando-se da ilusão?

Usando o poeta persa Rumi mais uma vez para nos inspirar nessa jornada interna: "Você nasceu com asas. Por que prefere engatinhar pela vida?".

A consciência da inconsciência

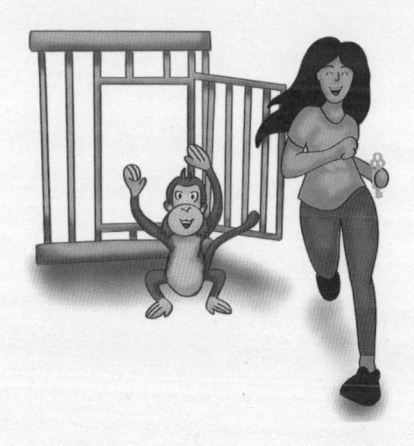

Agora, você já deu os primeiros passos rumo à consciência da existência de uma mente-macaco, que opera um programa condicionado. Parabéns, você despertou para essa realidade e saiu da ilusão.

Talvez o seu macaco condicionado diga: "Mas isso não é nada! Não cheguei a lugar nenhum!". No entanto, considero que esse primeiro movimento simboliza um avanço para se libertar do PMMC. Talvez aqui você tenha feito uma atualização, saindo da mente-macaco 1.0 e alcançando a mente consciente.

Enquanto estamos adormecidos, não temos nem consciência do macaco turbulento e não temos a oportunidade de despertar. Mas aqui existe uma escolha para sair da ilusão, de *maya*.

O filme *Matrix*

Em 1999, o filme *Matrix* apresentou enigmas poderosos a serem desvendados, oferecendo oportunidades para questionamentos e reflexões profundas. Para aqueles que não assistiram ou não se lembram do filme, farei um breve resumo da história. Pule esta parte se você já o assistiu e se lembra bem dele.

Na história, temos uma realidade em que as máquinas dominam o mundo e escravizam os seres humanos. A maioria das pessoas não sabe disso, pois a Matrix os engana: eles nem sequer imaginam que seu mundo não é real.

Neo, o protagonista, tem como destino destruir a Matrix, que pode ser entendida como *maya*, ilusão. Ele tem a oportunidade de continuar vivendo uma realidade simulada ou sair dela. Morpheus, mentor de Neo, explica que existem duas formas de sair da Matrix e lhe pergunta: "Qual pílula você escolhe, Neo, vermelha ou azul? Você prefere a ilusão ou a verdade?". Se Neo tomar a pílula azul, ele retorna para sua vida normal, criada dentro da ilusão. Caso tome a pílula vermelha, ele retornará à Matrix consciente da manipulação que as máquinas exercem sobre os seres humanos. Aqueles que assistiram ao filme sabem que Neo escolhe a pílula vermelha.

Gosto particularmente de um momento do filme em que Morpheus diz a Neo: "Eu só posso lhe mostrar a porta, mas é você que tem que atravessá-la". Saber o caminho é diferente de percorrê-lo. Neo teve que tomar a pílula vermelha para iniciar sua jornada e sair do mundo da ilusão.

Vamos continuar nossa jornada da alma, rumo à libertação e à iluminação, destrancando a porta com as sete chaves do conhecimento? Assim, repito o que Neo ouviu de Morpheus: eu só posso lhe mostrar os passos, mas é você quem vai atravessar a porta e percorrer o caminho.

A fórmula PARE

"A principal tarefa de uma existência é compreender a própria mente", escreveu Sigmund Freud.

Assim como no filme *Matrix*, em que Neo teve uma escolha importante a fazer, agora, você também tem uma decisão crucial pela frente.

Aceita o desafio de começar nessa jornada sagrada e sair da sua própria Matrix, da ilusão? Está pronto para embarcar na caminhada interior rumo ao seu templo sagrado de Delfos? Está disposto a deixar para trás a prisão mental interna?

Quando perceber a fala do seu macaco tagarela, adote a fórmula PARE, uma etapa um pouco mais avançada das práticas que propus nos capítulos anteriores:

P — Pare.
A — Atenção à mente-macaco.
R — Respire conscientemente.
E — Engaje-se com o agora, seguindo com atenção plena.

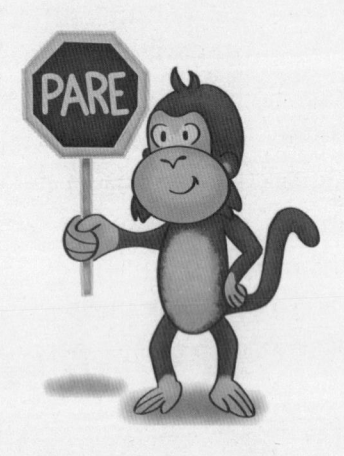

Pratique a fórmula PARE quando a mente estiver agitada e turbulenta. Quando a mente está disciplinada, descansamos na paz eterna do puro *ser*. Descansamos no *eu* verdadeiro.

Pare

"Pare" significa realmente interromper o salto de galho em galho e a identificação com suas atividades mentais.
Pare de criticar, julgar, comentar, reclamar e comparar.

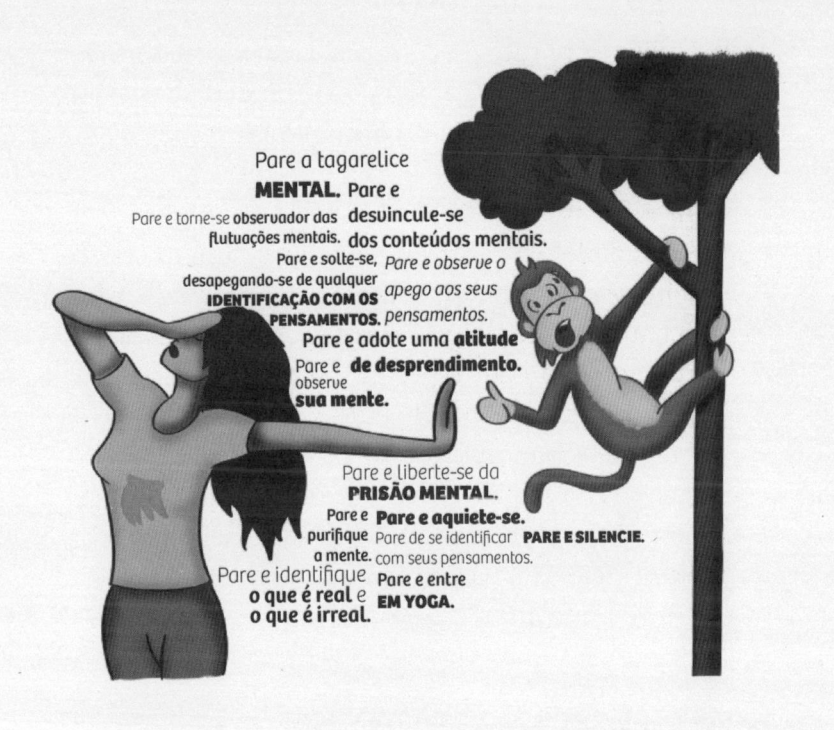

Pare a tagarelice **MENTAL.** Pare e
Pare e torne-se observador das **desvincule-se**
flutuações mentais. **dos conteúdos mentais.**
Pare e solte-se, Pare e observe o
desapegando-se de qualquer apego aos seus
IDENTIFICAÇÃO COM OS pensamentos.
PENSAMENTOS.
Pare e adote uma **atitude**
Pare e **de desprendimento.**
observe
sua mente.

Pare e liberte-se da
PRISÃO MENTAL.
Pare e **Pare e aquiete-se.**
purifique Pare de se identificar **PARE E SILENCIE.**
a mente. com seus pensamentos.
Pare e identifique **Pare e entre**
o que é real e **EM YOGA.**
o que é irreal.

Atenção à mente-macaco

Atenção, neste contexto, é a capacidade de observar nossos pensamentos, emoções, sentimentos e comportamentos. A atenção nos permite enxergar o nosso macaco sem nos identificar com ele.

Muitos mestres espirituais, como Buda, optaram por essa prática de auto-observação, trilhando o caminho da autodescoberta e do autoconhecimento. Quando nos tornamos conscientes, temos escolhas à nossa disposição. Quando estamos inconscientes, seguimos um programa e perdemos o livre-arbítrio. Como podemos mudar algo se nem ao menos temos consciência de que esse algo existe?

Por meio da prática da auto-observação, descobrimos nosso mundo interno: pensamentos, emoções, crenças, conceitos, tendências, bem como nossas respostas ou reações a eles.

Com a mente disciplinada estabelecida na pureza e na serenidade, entramos no estado de união com o verdadeiro *eu*, ou *atman*, centelha divina, vazio, ou a nomenclatura que escolher. A mente condicionada é igual a um dia nublado com espessas nuvens que encobrem os raios luminosos do sol. Quando a ilusão, a ignorância e o estado de separatividade se vão, o brilho da essência divina se irradia. Nosso compromisso é permanecer conscientes nesse processo, e a prática disciplinada da auto-observação é uma ferramenta essencial para esse caminho de liberdade.

Como praticar a auto-observação?

Para percorrer esse caminho, precisamos prestar atenção ao que acontece dentro e fora de nós a cada momento do dia. Simplesmente, estar presentes, inteiros. O filósofo grego Sócrates já nos ensinava que a vida não examinada não vale a pena ser vivida.

O principal objetivo dessa prática é nos tornarmos conscientes de nós mesmos e responder à vida com presença, em vez de reatividade. Experimentamos uma vida mais leve, serena, desapegada, equilibrada e com liberdade.

Ao nos auto-observarmos, mergulhamos em nós mesmos, em nossas questões profundas e no mistério que existe em cada um de nós nessa jornada rumo à evolução. Primeiramente, precisamos conhecer nossa personalidade e, depois, buscar responder às quatro perguntas da alma:

quem somos, de onde viemos, o que estamos fazendo aqui e para onde vamos. Esse é o caminho para o nosso templo sagrado de Delfos. No entanto, em vez de encontrarmos as pitonisas com suas mensagens enigmáticas, deparamo-nos com nós mesmos, ou seja, com a divindade que habita dentro de cada um de nós.

A auto-observação envolve a autoinquirição ou autopesquisa. Observar o movimento da mente, os sentimentos e as emoções, as sensações no corpo, pois a vida é movimento, fluxo e impermanência.

A auto-observação deve ser feita sem julgamentos, sem comparações, apego, atração ou rejeição, simplesmente observando o fluxo da impermanência da mente. A simples e direta observação do movimento interno, sem se misturar e confundir com pensamento, emoção ou qualquer sensação no corpo. Mantenha-se alerta, relaxado e atento.

Nesse processo de interiorização, vamos nos redescobrindo em camadas. Ramana Maharshi, um sábio indiano, nos ensina: deixe vir o que vier, deixe ir o que for. Descubra quem permanece. Quem permanece é o seu eu maior, ou eu verdadeiro.

"Quem sou eu?"

Eu não sou o corpo, eu não sou a mente, eu não sou as sensações e os sentidos. Eu sou aquele que possui o pensamento, mas eu não sou o pensamento.

Tudo o que pode ser experimentado não sou eu.

A habilidade que desenvolvemos para observar nossos pensamentos, emoções, sentimentos e sensações de forma imparcial é crucial para estabelecer uma mente pacífica e equilibrada. A mente, então, se cansa de suas atividades de comparação e análise e adentra e descansa no estado puro do ser.

Esse processo visa nos desidentificar de tudo que é efêmero e nos aproximar da nossa verdadeira essência por meio da distinção entre o eu verdadeiro e o eu egoico. Com ele, nossa mente alcança a paz e passa a apreciar o processo. Aquele que está atento e presente em si mesmo vive a própria vida, em vez de ser vivido. Essa é a pura essência do ser.

Os sábios iluminados (*rishis*) se estabelecem nesse estado de silêncio interior, permanecendo ali mesmo enquanto estão imersos em atividades mundanas. Isso ilustra a frase do mestre Jesus: "estar no mundo, mas não ser do mundo".

Auto-observação com *neti neti*

Nos ensinamentos dos Upanishads, existe uma expressão em sânscrito, "*neti neti*", que significa "não isso, não aquilo". É um processo de autoconhecimento pelo caminho inverso, ou seja, identificando tudo o que você não é. Você elimina tudo aquilo que não é o *eu real*. Eu sou a raiz de tudo e, por essa técnica de subtração, que também é muito praticada na linhagem da ioga da sabedoria, a jnana ioga.

PRATICANDO

Autodescoberta pelo *neti neti*

1. **Observe** o pensamento que surge, e deixe-o ir, sem julgar, concordar, analisar ou comparar. Repita silenciosamente: "eu não sou o pensamento". Existe uma identificação errônea do *ser* com a experiência de pensar. Você vai descartando o falso *eu*, e o *eu* real vai se realizando.

2. **Observe** (e deixe ir) sensação no corpo surge, você a observa e a deixa ir, sem se confundir com essa sensação. Uma emoção aparece, você a observa e a deixa ir, sem se confundir com essa emoção. Acontece então uma natural desidentificação, uma negação da ideia de "eu sou o corpo", "eu sou o pensamento", "eu sou uma emoção", "eu sou uma sensação do meu corpo".

3. **Vigie-se** a cada momento e mantenha-se em estado de observação.

4. **Descubra.** Quando você percebe uma sensação, uma emoção, um pensamento mostra que você não é o que é percebido. Volte-se para dentro de si mesmo e pergunte-se: quem sou eu? Lembre-se: eu não sou o corpo, eu não sou a mente, eu não sou as sensações e os sentidos. Eu sou aquele que tem o pensamento, mas eu não sou o pensamento. Tudo o que pode ser experimentado não sou eu realmente.

5. **Mantenha** a sua mente firme no *eu sou*.

6. **Lembre-se:**

Tudo o que é real não muda nem deixa de existir.
Tudo o que é real nunca nos abandona.
A consciência é real, pois ela é constante e presente como testemunha em todas as experiências.
Eu sou o *eu* real.
Eu sou eu sou eu sou.
A felicidade está no agora.
A felicidade está no encontro com o *ser* real.
A felicidade está em descobrir que o seu eu real está além dos sentidos.
O eu real está além da mente e seu estado natural é de bem-aventurança.
Conheça essa verdade.
Mergulhe no eu sou até que a mente e o *eu sou* se tornem um.
Estabeleça a sua mente firme no *eu sou*.
O *eu real* é a verdade. Existência. Conhecimento e bem-aventurança.
Esse é o fim da ignorância.
Uma vida feliz depende de uma mente disciplinada, como já ensinava Buda há 2.500 anos.
Eu sou.

A habilidade que desenvolvemos para observar os pensamentos, as emoções, os sentimentos e as sensações de forma neutra é vital para o estabelecimento de uma mente em paz e equanimidade. A mente vai cessando as suas atividades mentais, como comparar e analisar, e vai entrando no estado do puro *ser*.

Esse processo é realizado com o objetivo de nos desidentificarmos de tudo que é mundano e transitório até chegarmos à essência de quem verdadeiramente somos, através de tudo o que não somos. Uma técnica de separação do ser e do não ser.

Sua mente vai ficando em repouso, apreciando a observação de si mesma. E aquele que está atento e presente em si mesmo vive a sua vida, ao invés de ser vivido, e é o puro ser.

Todos nós, em algum momento de nossa vida, experimentamos essa mente equânime e encontramos a paz. Você se lembra de um pôr do sol divino que contemplou? Sua mente, com certeza, se sentiu em paz, pois a beleza da natureza por um momento fez cessar o ruído interno mental e você se sentiu uno com o momento presente.

Reflita sobre o seu dia a dia e identifique qual atividade faz com que você se sinta totalmente imerso no fluxo da vida, sem perceber que o tempo está passando. Qual atividade te coloca em um estado de ioga ou união?

Respire conscientemente

Viemos ao mundo por meio de uma inspiração e, quando deixamos este corpo, partimos com uma exalação. No entanto, passamos a vida inteira sem respirar com consciência. Na tradição hindu, não se consideram quantos anos de vida temos, mas sim quantas respirações.

Quando o macaco falante está ruminando o passado ou ansioso com o futuro, ativamos a resposta ao estresse de luta ou congelamento. Também nesse caso, como sempre, mente e respiração caminham juntas. Observe-se em uma situação de medo: ativamos a resposta de luta ou fuga de um perigo e nossa respiração se acelera, fica curta e ofegante.

A respiração consciente nos traz automaticamente para o momento presente, para o estado de presença.

Ela nos conecta com nosso corpo e nos move do estado de separatividade ao estado de união e integração.

O estado de calma é essencial para nos libertarmos da mente-macaco condicionada e das conexões sinápticas que nos aprisionam mentalmente e emocionalmente. Precisamos ativar a resposta de descanso ou digestão por meio da respiração. Ao observar a mente-macaco, respire com atenção.

O objetivo é promover uma união interior entre corpo, mente e alma. Somente através dessa integração com o eu verdadeiro é que conseguiremos nos unir com o universo e com Deus, ou com a fonte da criação, se preferir essa nomenclatura. Somente com a mente quieta, experimentamos o silêncio e a união com o nosso *ser*, que é divino.

Pare e faça uma longa e consciente respiração profunda agora: inspire conscientemente, sentindo o ar passar pelos pulmões e expandir o abdômen; e expire, contraindo o abdômen e exalando suavemente todo o ar.

Quando estamos constantemente distraídos com pensamentos e preocupações, nossa mente se separa do corpo e perdemos a conexão com o momento presente. Inspirar profundamente e sentir o ar entrar e sair ajuda a nos reconectarmos com o corpo e trazer a mente de volta para o presente, permitindo que o incessante discurso tagarela do macaco interrompa-se.

Com a mente focada no momento presente, podemos experimentar uma sensação de paz interior e clareza mental.

A respiração consciente é uma ferramenta simples, mas poderosa, que pode nos ajudar a alcançar esse estado de presença e tranquilidade em qualquer momento do dia.

Engaje-se com o agora, seguindo com atenção plena

Hoje em dia, os termos "atenção plena" e "mindfulness" estão bastante popularizados. Ao praticarmos atenção plena para nós mesmos, ou seja, com a habilidade de estarmos conscientes do nosso estado mental, emocional e físico presentes no eterno agora, desenvolvemos uma consciência que nos permite a jornada ao nosso Delfos, nosso templo interno.

Atenção plena é nossa capacidade de estarmos presentes e conscientes, observando nossos pensamentos, emoções e comportamentos sem julgamentos. Ela permite que estejamos cientes da voz crítica e turbulenta do nosso companheiro de vida.

Por meio da atenção plena e da auto-observação, é fundamental desativarmos o funcionamento do piloto automático da mente-macaco. Ao nos observarmos no momento presente, aprendemos a interromper padrões negativos e destrutivos e a instalar novos pensamentos, sentimentos e ações conscientes e não reativas. As escolhas conscientes estão alinhadas com a parte desperta e iluminada de nossa mente.

Yogis, monges, monjas, budistas, sufis e todos aqueles que se dedicam às práticas meditativas e contemplativas têm muito bem desenvolvida a prática da auto-observação.

Pesquisas mostram que meditação, atenção plena e auto-observação mudam dramaticamente nosso cérebro, sobretudo a parte pré-frontal do córtex, a ínsula e o cíngulo anterior. Nossa mente ganha mais foco, clareza e poder de concentração, entre outras habilidades.

A área pré-frontal do córtex está localizada atrás da testa e é responsável por planejamento, tomada de decisão e regulação de nossos comportamentos, sendo o centro do autocontrole, da imaginação e da motivação. Estimulamos essa área quando estamos presentes e conscientes.

A ínsula e o cíngulo anterior são estruturas encontradas atrás do lobo frontal. Essa parte do cérebro é essencial para processar emoções, como compaixão e amor-próprio, e é fortificada pela prática da atenção plena.

Somente através da atenção plena temos consciência de nossos pensamentos, sentimentos e comportamentos automáticos. E, por meio dessa consciência, temos o poder de escolher. Escolher manter o programa da mente-macaco condicionada ou fazer novas escolhas dentro do campo das infinitas possibilidades.

Sem estarmos atentos, nem percebemos como estamos funcionando. Ficamos no modo piloto automático mental. Mas sempre temos escolhas, apenas esquecemos que possuímos essa liberdade. E, a cada vez que fazemos novas escolhas, estabelecemos novas conexões neurais.

RESUMINDO

» Abra a porta para dentro de você mesmo e faça a escolha conscientemente de entrar no seu templo sagrado de Delfos. O templo está dentro de você mesmo, no aqui e agora, ele é o seu *eu* verdadeiro.

» Toda vez que você notar o macaco pulando de galho em galho, use a fórmula **PARE**: **P**are; **A**tenção à mente-macaco; **R**espire conscientemente; **E**ngaje-se no agora, seguindo com atenção plena.

PRATICANDO

Mapeamento do agora

Perguntar – Definir – Escolher – Vigiar

1. **Pergunte-se** várias vezes ao dia e responda sem julgamento. Lembra do conceito de *ahimsa* da ioga? Não violência. Seja gentil com você. Observe e pratique ser a testemunha: o observador silencioso.
   - O que está acontecendo neste presente momento?
   - Eu estou consciente de quê?
   - O que eu estou pensando neste momento?
   - O que eu estou sentindo neste momento?
   - O que está acontecendo no meu corpo?
   - Quais são as minhas percepções?

- Qual o ritmo dos meus batimentos cardíacos? Acelerados ou lentos?
- Qual o nível de estresse que estou sentindo?
- Qual o ritmo da minha respiração? Rápida ou devagar?

2. **Defina** a sua intenção: alimentar sua mente-macaco ou seguir consciente.
3. **Escolha** o curso de ação alinhado com a presença do *ser*.
4. **Vigie-se** a cada momento. Quando a mente está disciplinada, descansamos na paz eterna do nosso *ser divino*.

CAPÍTULO 6
Apresentando o meu macaco e seus ativadores

Conheça NABO, meu macaco distraído e tagarela

Durante as famigeradas férias no México, meu macaco foi batizado de NABO:

N — Não
A — Atento
B — Burn
O — Out

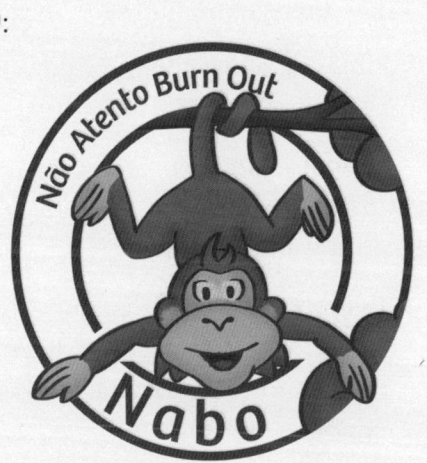

Com esse nome de batismo, pude entendê-lo mais intimamente. Afinal, já que ele vai ficar tagarelando na minha mente, é melhor conhecê-lo, não é mesmo? Entender melhor como ele entra e sai da minha mente é fundamental para gerenciar suas falas.

PRATICANDO

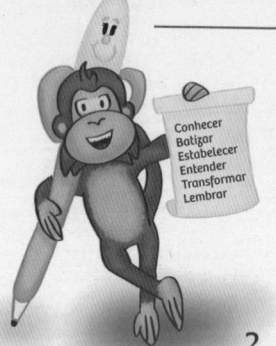

Conhecendo o seu macaco e seus gatilhos

1. **Conheça** seu macaco e os gatilhos emocionais que ativam a mente-macaco.

2. **Batize** seu macaco: escolha um nome para ele. Encorajo usar um nome engraçado, para trazer leveza.

3. **Estabeleça** uma intimidade, faça amizade com ele.

4. **Entenda** as suas falas, gatilhos emocionais e comportamentos.

5. **Transforme-se**, conhecendo a si mesmo. Integre a máxima grega em sua vida para iniciar a caminhada de transformação.

6. **Lembre-se:** a jornada é individual, mas você não está sozinho nela. Todos nós, que ainda não despertamos, temos um macaco tagarela condicionado como companheiro de vida.

Os ativadores da mente-macaco

A mente-macaco tem a responsabilidade de nos manter seguros física, social e psicologicamente. Ela está sempre alerta e vigilante diante de qualquer situação de possível perigo, assegurando nossa sobrevivência e a manutenção do status quo.

Vale lembrar que, no nosso corpo, esse papel de avaliar situações de perigo cabe à amígdala, parte do sistema límbico, que regula nosso comportamento e nossas emoções. Toda vez que nos preocupamos, sentimos medo ou ansiedade, é ela quem ativa a resposta ao estresse.

Acontece que, como vimos, na tentativa de nos mantermos seguros, acabamos sendo sabotados pelo nosso colega macaco e seus medos irracionais, que causam procrastinação, autossabotagem e racionalização, além de inibir a criatividade, pois toda a energia é direcionada para a resposta de luta, fuga ou congelamento.

Ficamos tão preocupados em eliminar incertezas que perdemos oportunidades de descobrir um universo repleto de infinitas possibilidades. Nesse contexto, o macaco oferece desculpas para racionalizar a procrastinação, como no exemplo das férias no México: "Você não deve falar em público, pois não é palestrante".

É por isso que, embora o medo seja um sentimento valioso, que garante nossa sobrevivência, é importante acessar e avaliar o que o engatilhou sempre que ele surgir. Alguns exemplos de medos psicológicos incluem: medo do fracasso, medo da frustração, medo de ser rejeitado, medo de ser criticado, medo de ser abandonado, medo de ser julgado, medo do novo, medo de ser ridicularizado, medo de desapontar e medo de sentir culpa. Esses medos estão relacionados ao ego e geralmente são associados a temores futuros. Toda vez que saímos do presente, esses medos são ativados. Isso ocorre devido à mente-macaco egoica, que se torna vulnerável a qualquer ameaça ao seu status quo.

A autora e pesquisadora americana Brené Brown nos ensina que, ao enfrentarmos nossos medos, podemos esperar dúvida, comparação, ansiedade e incerteza. Mas precisamos abraçar a vulnerabilidade, ter coragem de sermos imperfeitos e viver nossos valores. Nossos medos podem ser o combustível para a mudança, em vez de nos paralisar.

Identifique seus medos

É fundamental identificarmos nossos medos para que eles não nos paralisem nem nos sabotem. Com qual (ou quais) dos medos a seguir o seu macaco se identifica?

- ❏ Medo do fracasso.
- ❏ Medo do sucesso.
- ❏ Medo de falar em público.
- ❏ Medo do ridículo.
- ❏ Medo da solidão.
- ❏ Medo da pobreza.
- ❏ Medo de não ser amado.
- ❏ Medo de ser julgado.
- ❏ Medo de mudança.
- ❏ Medo de sentir vergonha.
- ❏ Medo de rejeição.
- ❏ Medo do desconhecido.
- ❏ Medo de burnout.
- ❏ Medo da perda da liberdade.
- ❏ Medo de não ser bom o suficiente.
- ❏ Medo de não ter tempo suficiente.
- ❏ Medo do que os outros vão pensar.
- ❏ Medo de não encontrar sua tribo (não pertencimento).
- ❏ Medo do sofrimento.
- ❏ Medo do novo.
- ❏ Outro: _____

———————————————— PRATICANDO

Identificação do medo

Agora que você identificou alguns medos irracionais (aqueles que não oferecem risco à sua vida) que ativam a mente-macaco, siga os passos abaixo:

1. **Identifique** o medo presente (racional ou irracional) e traga sua atenção plena e consciente para o sentimento, sem lutar ou julgar. Apenas aceite que

está presente. A prática consiste em não reprimir o sentimento, mas acolhê-lo com ternura e compaixão.

2. **Respire** por dois ou três minutos, repetindo o mantra: "Eu inspiro calma e solto o medo de _____ (preencha com o medo identificado)".

3. **Agradeça** pelo medo que o protege de perigos reais. Utilize-o como combustível, em vez de obstáculo, para que você seja mestre da sua vida, em vez de escravo do medo.

4. **Repita** mentalmente: "Eu acolho com compaixão esse medo que esteve presente na minha vida para me proteger de possíveis perigos. Eu escolho conscientemente deixá-lo ir. Eu agradeço".

5. **Repita** o mantra: "Eu inspiro calma e solto o medo de _____".

Emoções desequilibradas

As emoções são respostas psicofisiológicas complexas e naturais do nosso organismo a estímulos internos ou externos e nos ajudam a processar e a nos adaptar às diferentes situações da vida. Elas envolvem componentes cognitivos, comportamentais e fisiológicos, influenciando tomadas de decisão, percepção do mundo e interações sociais. As emoções básicas, como alegria, tristeza, medo e raiva, são universais e desempenham um papel fundamental na comunicação e na sobrevivência humana.

As emoções desequilibradas funcionam como gatilhos para a mente-macaco. Por isso é fundamental o autoconhecimento, para que possamos gerenciá-las. Como elas são ativadas pelo nosso subconsciente, a chave aqui é nos tornarmos conscientes das emoções e aprendermos a gerenciá-las de forma deliberada, sem julgamentos.

―――――――――――――― PRATICANDO

Técnicas de atenção plena para gerenciamento de emoções

1. **Autoinvestigue-se**, perguntando-se: "O que estou sentindo neste momento?".

2. **Reconheça** o sentimento que está dentro de você. Se possível, nomeie-o, sem julgá-lo.

3. **Aceite** que esse sentimento está presente.

4. **Acolha** esse sentimento ou emoção com atenção plena e compaixão. Isso é capaz de acalmá-lo. Não se identifique com ele, apenas acolha-o com amor e gentileza, como uma mãe que acolhe seu bebê. Se preferir, pode se visualizar acolhendo sua própria criança interna.

5. **Entenda:**
   - O que provocou esse sentimento?
   - Qual foi o gatilho?
   - Quais sensações esse sentimento ativou no seu corpo?
   - Esse sentimento pertence à situação atual ou você está reagindo a uma memória do passado?
   - Que memória do passado?

- O que você precisa curar no seu passado para que esse sentimento não seja mais ativado?

6. **Repita** esse processo sempre que for necessário.

Crenças Limitantes

As crenças funcionam como filtros pelos quais interpretamos o mundo e nossas experiências pessoais, baseando-nos em nossas memórias e em nosso modelo de realidade. São como uma lente através da qual percebemos o mundo. Na verdade, não vemos o mundo como ele é, mas como nós somos.

As crenças reforçam as conexões sinápticas em nosso cérebro e se formam por meio de repetições e hábitos. Uma vez estabelecidas, nosso cérebro busca evidências para confirmá-las, reforçando ainda mais as conexões.

Crenças limitantes são aquelas que nos desempoderam, mantendo-nos presos a padrões mentais. Já percebeu que a mente-macaco repete as mesmas histórias? Quantas vezes o macaco nos diz que não somos bons o suficiente ou que não deveríamos tentar algo novo?

No entanto, as crenças também podem se tornar histórias poderosas e nos inspirar e libertar, em vez de nos aprisionar.

Em resumo, as crenças são:
- Falsas certezas.
- Filtros pelos quais enxergamos a nós mesmos e o mundo ao nosso redor.
- Padrões neurais reforçados no cérebro.
- Histórias que contamos a nós mesmos.
- Passíveis de mudança.

As crenças não são:
- Facilmente identificáveis.
- Verdades universais.
- Permanentes.

Crenças podem ser conscientes ou subconscientes, e as subconscientes geralmente prevalecem. Podemos dar conscientemente primeiros passos em direção a um novo objetivo, mas, se não mudarmos as crenças subconscientes, voltaremos aos padrões repetitivos conhecidos. Lembra do programa mente-macaco condicionada? Ele está rodando no seu subconsciente.

Um passo importante para superar crenças limitantes é fazê-lo em pequenas etapas. Toda mudança é percebida pela mente-macaco como estresse, ativando a resposta de luta ou fuga. Pequenas mudanças também podem ser estressantes, mas de forma menos intensa, permitindo um gerenciamento mais eficaz.

A mente-macaco, assim como o cérebro, busca constantemente evidências para sustentar as crenças limitantes. Para mudá-las, treine seu macaco para encontrar evidências das novas crenças que você deseja estabelecer.

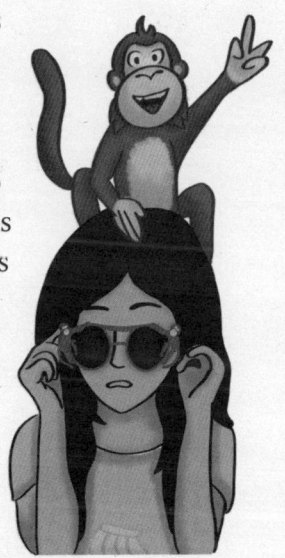

PRATICANDO

Soltando os limites

A primeira etapa para mudar suas crenças é tornar consciente o que está no subconsciente.

1. **Identifique** uma crença limitante da mente-macaco e escreva-a em um papel. Abaixo, estão alguns exemplos de crenças limitantes comuns:

- Eu não sou bom o suficiente.
- Eu não valho nada.
- Eu não consigo fazer nada direito, portanto, não consigo meditar.
- Eu não consigo atingir um estado iluminado, pois a iluminação é para os monges budistas ou yogis.
- Eu não posso ter riquezas materiais e seguir o caminho espiritual.
- Eu não sou inteligente o suficiente.
- Eu sou muito velho.
- Eu sou muito gordo.
- Eu sou muito magro.
- Eu não me sinto merecedor.
- Eu preciso saber o que fazer.
- Eu preciso controlar tudo para que as coisas deem certo.
- Eu não quero parecer estúpido.
- Eu preciso de um parceiro para ser feliz.
- A culpa é minha.

- Eu deveria ser diferente.
- Eu perdi minha chance.
- Eu tenho que emagrecer para me sentir merecedor.
- Eu tenho que fazer tudo perfeita e corretamente.
- Somente eu experiencio um vazio existencial que dói na minha alma.

Escreva sua crença: _____.
Observe que a mente que não está livre é repleta de nãos, de desculpas e condições.

2. **Respire** conscientemente. Aquela em que você respira profundamente movendo para fora o seu abdômen. Vamos lá: inspire durante quatro segundos, movendo a barriga para fora, e solte o ar contando cinco segundos, movendo o abdômen para dentro.

3. **Adicione** a frase "no passado" antes das crenças limitantes. É o que nos ensina o autor americano John Assaraf. Seguem exemplos:
    - No passado, eu acreditava que não era bom o suficiente. Hoje sou grato pelo fato de que tenho muito a oferecer e contribuir para o mundo todos os dias.
    - No passado, eu acreditava que não conseguia meditar, pois minha mente tinha muitos pensamentos. Hoje, eu conheço as dinâmicas da mente humana e me encontro pronto para essa prática.

Faça isso para todas as suas crenças limitantes, criando afirmações positivas no presente. Ao colocar uma distância, ou seja, escrevendo a expressão "no passado", você afasta as crenças limitantes do presente e libera espaço para fazer novas escolhas, alinhadas com a verdade do seu coração.

4. **Agradeça** o pequeno passo que você deu ao liberar essas crenças.

PRATICANDO

Exercício do oposto

Este exercício, inspirado em John Assaraf, foi criado para desativar um pensamento ou crença limitante existente, substituindo-o pelo seu oposto.

1. **Identifique** um pensamento negativo automático ou crença limitante. Por exemplo: "Eu não vou arriscar minha reputação por algo em que eu possa fracassar", "Eu não consigo meditar porque tenho muitos pensamentos", entre outros.

2. **Questione-se:** "Esse pensamento é totalmente verdadeiro?".

3. **Dialogue** com o pensamento.

4. **Escreva** o oposto dessa crença em um papel. Por exemplo: "Eu sou capaz de me arriscar nessa nova aventura", "Hoje, eu consigo praticar meditação", "Eu observo o processo de pensar e não me identifico com ele".

5. **Repita** internamente: "Eu deixo esse pensamento ir". Pensamentos são convidados em nossa casa. Eles chegam e vão embora. E você é o dono da casa.
6. **Encontre**, durante seu dia, evidências que deem suporte ao seu novo pensamento ou nova crença e registre-as no seu papel. Por exemplo, todas as vezes durante o dia em que você se conectar com o momento presente e com a sua respiração, escreva isso no papel.

Desativando crenças com Byron Katie

A autora americana Byron Katie apresenta uma técnica diferente para desativar crenças limitantes, da qual eu gosto muito. Aos trinta anos, Byron enfrentava uma profunda depressão, a ponto de não conseguir sair do quarto. Em um momento de desespero, ela teve uma compreensão que transformou sua vida. Percebeu que, quando acreditava em seus pensamentos, sofria e, quando não acreditava, não sofria. Teve um momento de iluminação e entendeu que não era o mundo que lhe causava sofrimento, depressão e ansiedade, mas sim o que ela acreditava sobre o mundo.

Nesse lampejo de entendimento, ela criou seu renomado processo de autoquestionamento, chamado The Work.

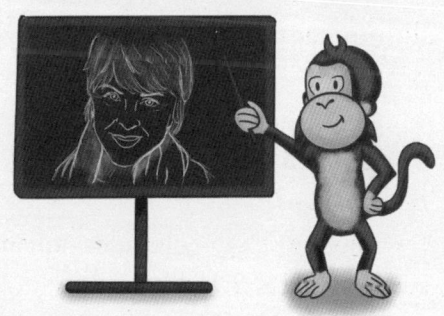

Sua proposta é que os pensamentos sejam questionados e investigados, pois já sabemos que eles não são verdades universais. Se você não questiona nem desafia seus pensamentos, acaba acreditando neles e até mesmo se identificando com eles. Daí, se tornam crenças, que nada mais são do que pensamentos que pensamos repetidamente até que se tornem verdades.

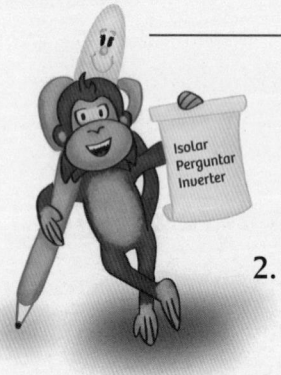

PRATICANDO

Desativação de crenças, por Byron Katie

1. **Isole** um pensamento.
2. **Pergunte-se**, permitindo que respostas genuínas surjam:

Isso (o pensamento) é verdade?
A resposta para essa primeira pergunta é somente uma sílaba: "sim" ou "não". Fique quieto e encontre o honesto sim ou não que surge como resposta. Se a sua resposta for sim, siga direto para a pergunta 2. Se for não, então sinta esse não por um momento e siga para a pergunta 3.

Posso saber com certeza absoluta que isso é verdade?
Aproveite essa oportunidade para olhar novamente. Ilumine aquele momento e averigue o que ele revela para você.

Como eu reajo, o que acontece, quando acredito nesse pensamento?
Coloque-se em quietude enquanto escuta internamente suas respostas. Feche os olhos e observe os sentimentos,

as sensações no seu corpo e os comportamentos que surgem quando você acredita nesse pensamento. Observe as respostas para os seguintes questionamentos: quais imagens você vê (no passado ou no futuro)? Quais emoções você sente? Quais sensações físicas surgem quando você observa essas imagens? Como você trata a outra pessoa (isso se aplica se o seu pensamento envolver outra pessoa)? Como você trata a si mesmo? Você tem alguma obsessão ou vício quando acredita nesse pensamento?

Quem eu seria sem esse pensamento?
Feche os olhos e retorne à situação do pensamento. Aproveite para refletir, observar e vivenciá-la novamente, mas sem o pensamento. Quem você seria sem esse pensamento? Como você se sentiria em relação à outra pessoa (se houver)? Deixe todos os julgamentos de lado e observe o que é revelado para você.

Prática integrativa

Vamos lembrar do meu pensamento limitante de não ser boa o suficiente? Esse pensamento não necessariamente é verdade. Eu reajo com a ativação da resposta ao estresse, sinto o coração acelerado, mãos suadas e corpo contraído. Tenho a tendência de me retrair, ou seja, me esconder atrás do desafio. E acabo me sabotando com essa ação. Eu, com certeza, seria uma pessoa mais livre, confiante e despojada sem o pensamento.

Uma declaração que envolva uma outra pessoa pode ser invertida para si, para o outro e para o oposto, conforme demonstrarei a seguir.

Permita-se experienciar as inversões por completo. Para cada inversão, encontre pelo menos três exemplos específicos e genuínos de como a inversão é verdadeira naquela situação. E atenção: não se trata de sentir culpa por ter sofrido com pensamentos limitantes, mas de descobrir alternativas que possam lhe trazer paz.

Suponha, por exemplo, que alguém tenha a crença limitante de que seu parceiro não o valoriza. A afirmação dessa pessoa seria: "Meu parceiro não me valoriza".

3. **Inverta** da seguinte forma:

- **Inversão para si:** "Eu não me valorizo". Nesse caso, a pessoa deve pensar em momentos em que ela mesma não se valorizou ou não se tratou com amor e respeito.
  Exemplo: "Eu me criticava constantemente por pequenos erros, o que mostra que eu não me valorizava".
- **Inversão para o outro:** "Eu não valorizo meu parceiro". Aqui, é necessário refletir sobre como a pessoa pode não estar valorizando seu parceiro de alguma forma.
  Exemplo: "Eu não prestei atenção quando meu parceiro me contou sobre seu dia no trabalho, o que mostra que eu não valorizei sua opinião".
- **Inversão para o oposto:** "Meu parceiro me valoriza". Nessa inversão, a pessoa deve buscar exemplos que mostrem como seu parceiro a valoriza.
  Exemplo: "Meu parceiro sempre me elogia pelo meu trabalho e meu esforço na academia, o que mostra que ele me valoriza".

Ao encontrar exemplos para cada inversão, a pessoa pode perceber que sua crença limitante não é uma verdade absoluta e pode começar a considerar outras perspectivas que lhe tragam mais paz e harmonia.

Pratica integrativa

Trago novamente o exemplo da palestra para o grupo de executivos para aprofundar a prática de como lidar com o funcionamento da mente-macaco:

1. **Identifique** o pensamento negativo e sabotador da mente-macaco: "Você não é palestrante!". Monitore seus pensamentos, sentimentos e sensações para perceber quando essas falas negativas e desempoderadoras surgem.

2. **Identifique** o gatilho ativador: o medo de rejeição, o medo de não ser bom o suficiente, o medo do fracasso, o medo de julgamentos e críticas. Observe em que situações esses medos são ativados.

3. **Identifique** a frequência desse hábito: todas as vezes em que há dúvida e questionamentos internos sobre a capacitação para desempenhar uma atividade específica.

4. **Identifique** quando e onde o mau hábito acontece: todas as vezes em que existe dúvida, desconforto e insegurança. O medo é ativado e o hábito de se sabotar começa a surgir.

5. **Estabeleça** uma nova intenção alinhada com seus valores pessoais. A lista de valores da imagem na página 113 pode ajudá-lo a identificar uma.

6. **Liberte-se** do condicionamento e descubra um pensamento substituto que o empodere e o ajude a enfrentar o medo e a insegurança, por exemplo: "Eu sou capaz e tenho algo valioso para compartilhar". A libertação ocorre quando purificamos a mente.

A negatividade e os hábitos condicionados

Já sabemos que o nosso companheiro de vida é negativo para garantir a nossa sobrevivência e nos proteger de perigos que afetam nosso status quo. E que, infelizmente, ele acaba limitando nosso potencial pleno devido ao excesso de negatividade e à necessidade de perfeccionismo.

Hoje em dia, a tecnologia de carros autônomos, como os aclamados modelos da Tesla, já está circulando pelo mundo. Esses veículos vêm equipados com hardware avançado, permitindo que o automóvel execute operações de direção, aceleração e frenagem automaticamente.

E o que isso tem a ver com o assunto deste livro?

Ora, você já percebeu o quanto somos condicionados pelos nossos hábitos? Já refletiu sobre o quanto somos padronizados, como um Tesla, a fazer tudo automaticamente?

Assim como os padrões neurais para escovar os dentes pela manhã estão estabelecidos, temos padrões de pensamentos, sentimentos e ações. Poderíamos dizer, de uma perspectiva neural, que nossa vida é feita inteiramente de hábitos. Acordamos pela manhã e automaticamente lembramos de nossa história, nossos problemas e, por consequência, das emoções, e continuamos a agir da mesma forma.

Hábitos funcionam muito bem, desde que nos levem para onde queremos ir — como no caso dos carros autônomos. O problema é que a mente-macaco nos conduz automaticamente para os mesmos padrões, causando muitas frustrações e procrastinações. Daí a importância de aplicarmos um processo de mudança de mentalidade.

Como os hábitos se formam?

Hábitos são formados ao repetir certos pensamentos, sentimentos e comportamentos até que eles se consolidem na memória. Alguns dos nossos hábitos são formados conscientemente, mas a maioria é formada sem sequer termos consciência. Existe um ditado que diz que escolhemos nossos hábitos, mas depois nossos hábitos nos escolhem. Ficamos tão condicionados que temos a sensação de estarmos em uma prisão ou, melhor, nos tornamos viciados.

Psicólogos comportamentais utilizam um modelo circular dos hábitos que os divide em três partes: o gatilho, o comportamento e a recompensa. Segundo esse modelo, nosso cérebro se habitua a essas conexões neurais já estabelecidas.

Por exemplo, vamos supor que você tenha o hábito de meditar todas as manhãs às sete. Então, segue dessa forma:

1. O gatilho: o despertador toca às 6h30.

2. O comportamento: você realiza a sua rotina matinal de higiene pessoal e, então, dirige-se ao seu cantinho de meditação.

3. A recompensa: você se sente inteiro, conectado e energizado para começar o dia.

Nossos pensamentos e emoções também são habituais e gravados em nosso subconsciente. Podemos imaginar como é difícil mudar? Hábitos, uma vez sedimentados e enraizados, são difíceis de quebrar, e acabamos esquecendo que podemos escolher diferente. No exemplo anterior, supostamente você tem um hábito alinhado com seu valor de viver uma vida equilibrada. Claro que queremos manter hábitos positivos. Queremos mudar aqueles hábitos que nos desempoderam e não estão alinhados com nossa essência.

A questão é por onde devemos começar quando queremos mudar um hábito. Qual o gatilho que desencadeia o processo?

O selo de aprovação do macaco

Para mudar efetivamente a fala da mente-macaco, precisamos de seu selo de aprovação. Recebemos de presente da evolução a mente humana, e estamos aprendendo a operá-la adequadamente.

Um modo de fazer isso é por meio de um roteiro baseado na lista de três valores essenciais do *ser* (lembrando que o macaco está no subconsciente). Trata-se da seguinte fala: "Obrigada por me proteger. No passado, essa proteção era essencial para minha sobrevivência. Hoje, posso fazer uma escolha diferente e estarei segura nesta tarefa".

Note que o termo "no passado" foi usado de forma pontual. Quando usamos essa expressão, mostramos à mente que agora estamos seguros para fazer outras escolhas. Dessa forma, desativamos o sistema autônomo simpático de luta ou fuga e ativamos o parassimpático de descansar e digerir.

Mapeamento dos valores pessoais

Nossos valores pessoais são bússolas internas das quais todos os nossos comportamentos são derivados. Assim, inspirando-me em Brené Brown, que realizou um extenso trabalho sobre o estabelecimento de valores pessoais, criei o mapeamento a seguir.

Inspire-se na imagem e escreva aqui o seu valor pessoal:
_____.

Abertura
Adaptabilidade
Alegria
Alinhamento
Altruísmo
Ambição
Amor
Amor Próprio
Autenticidade
Autocontemplação
Autodisciplina
Autoestima
Autorrespeito
Autotransformação
Aventura
Beleza
Bem-aventurança
Caridade
Compaixão
Competência
Compromisso
Concentração
Conexão
Confiança
Conhecimento
Conquista
Contentamento
Contribuição
Cooperação
Coragem
Crescimento

Criatividade
Curiosidade
Desapego
Desenvoltura
Despertar
Devoção
Dharma
Dignidade
Disciplina pessoal
Diversão
Diversidade
Eficácia
Eficiência
Equanimidade
Equilíbrio
Esperança
Espiritualidade
Estabilidade
Estado de Ser
Ética
Evolução
Excelência
Família
Fazer a diferença
Fé
Generosidade
Gentileza
Gratidão
Graça
Harmonia
Honestidade

Humildade
Humor
Igualdade
Iluminação
Inovação
Integridade
Intuição
Justiça
Karma (Lei da Causa e Efeito)
Lazer
Lealdade
Legado
Leveza
Liberdade
Mindfulness (Atenção Plena)
O caminho da Yoga
O caminho Óctuplo do Budismo
Ordem
Orgulho
Paciência
Patriotismo
Paz
Perdão
Perseverança
Presença
Pureza do pensar
Pureza do sentir

Quais são os meus valores?

Pureza mental
Realização
Reconhecimento
Relacionamentos
Renúncia
Respeito
Responsabilidade
Risco
Sabedoria
Saúde
Segurança
Simplicidade
Singularidade

Superação
Sustentabilidade
Tempo
Tolerância
Trabalho em equipe
Tradição
Unidade
Verdade
Viagem
Virtude
Visão
Voluntário
Vulnerabilidade

RESUMINDO

- » Batize o macaco falante com um nome significativo para você.
- » Identifique os ativadores da sua mente-macaco.
- » As crenças limitantes são filtros pelos quais enxergamos o mundo.
- » Desative alguma crença limitante com a sua técnica preferida.
- » Reflita sobre qual técnica você mais gostou de aplicar.
- » Identifique os seus valores pessoais.

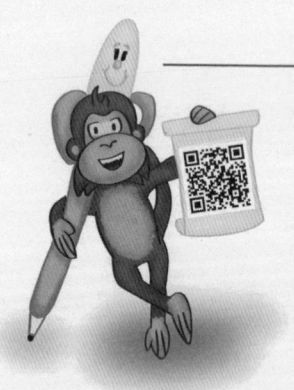

PRATICANDO

Estabelecendo novos caminhos neurais (inspirado por John Assaraf)

Reconhecer – Reestruturar – Exalar – Reancorar

Na minha prática pessoal, eu aplico também este exercício, inspirado em John Assaraf:

1. **Reconheça** um pensamento negativo, emoção, ou experiência que você está ruminando. Reflita, sem julgamentos, permitindo-se estar presente e observando o que surge para você. Acolha-se com amor e compaixão.

2. **Reestruture** o pensamento, emoção ou experiência negativa, estimulando a sua curiosidade. Por exemplo: "Nossa, é muito interessante que a minha mente-macaco tenha esse pensamento negativo há tantos anos. Eu tenho a escolha de desapegar desse pensamento, emoção ou experiência. Eu uso o meu poder de cocriador para reescrever e reestruturar essa experiência, essa emoção e esse pensamento. Eu deixo a vitimização ir e escolho sentir-me empoderado. Eu afirmo que agora eu posso fazer novas escolhas".

3. **Exale** entregando a emoção, o pensamento, a experiência, fazendo uma respiração abdominal. Relaxe no processo, sem julgamentos e esforço. Entregue os ciclos emocionais de desempoderamento que não servem mais para a sua vida. Ao observar a emoção sem julgamento, você verá que ela não dura. Ela também é impermanente e transitória.

4. **Reancore-se**, reforçando os novos caminhos neurais com afirmações, visualizações e emoções positivas. Por exemplo, repita mentalmente: "Eu estou bem no aqui e agora. Eu consigo lidar com isso (emoção, pensamento, experiência) que se apresenta na minha vida. Eu digo sim para o presente momento".

CAPÍTULO 7

O caminho do meio, aqui e agora

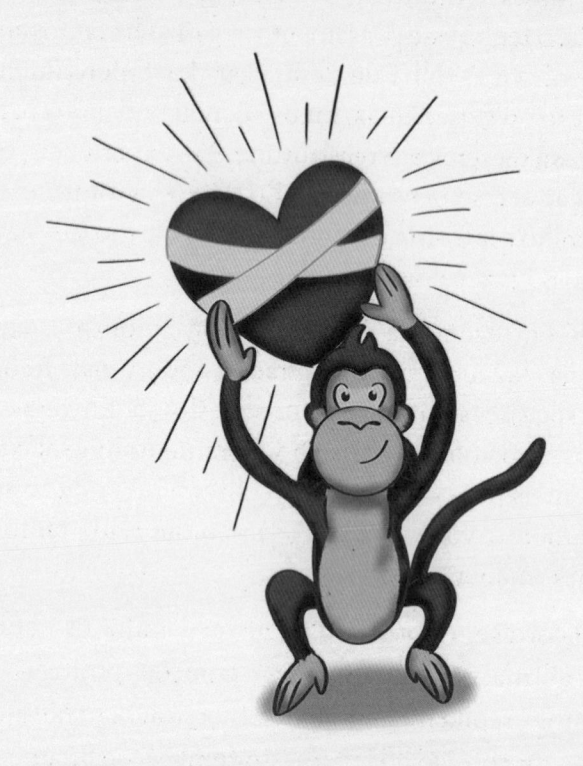

O caminho de volta para nós mesmos passa pelo coração. Em sintonia com o nosso coração, a mente e o corpo se unem, e assim retornamos a nós mesmos. É o coração que abre as portas da sabedoria do seu templo sagrado.

 O caminho do meio não é um conceito novo; pelo contrário, é milenar. Siddhartha ou, melhor, Buda já tratava dele quando chegou à conclusão de que o despertar não está nos extremos das polaridades — indulgências e penitências, automortificação ou autoindulgência —, mas sim no equilíbrio. Nem tanto ao céu, nem tanto à terra.

O caminho aqui proposto é inspirado na filosofia budista e encontra-se no seu coração. O chacra cardíaco está no meio dos sete chacras. Assim como o equilíbrio proposto por Buda, encontra-se no centro, com a força da terra e dos céus; portanto, o caminho passa por esse portal. Fazemos uma jornada sem distância: da mente-macaco para o coração.

Chegou a hora de percorrermos os sete passos rumo ao seu templo sagrado, com foco no amor do chacra cardíaco. Ele está conectado a tudo e a todos, a Deus e ao universo.

Aceite as chaves e abra as portas

Está pronto para abrir as portas do seu templo sagrado? Os gregos nos deram uma pista ao dizer "conhece-te a ti mesmo", mas a caminhada é inteiramente individual e iluminada. Ninguém pode fazê-la por você. Somente quando nos conhecemos, temos a capacidade de nos transformar. A jornada para dentro é profunda e solitária, mas nela encontramos a melhor companhia do mundo, que é o nosso eu divino, profundo e verdadeiro. Encontramos com a nossa alma e com a nossa essência espiritual, ou seja, chegamos um pouco mais perto do divino que habita em nós.

Apresento aqui os sete portais que os levarão de volta a si mesmos. A chave está em suas mãos, e somente vocês podem abrir cada porta com a sabedoria e o amor do seu coração.

Essa caminhada é em direção ao seu poder pessoal, à integração e conexão com o seu *ser*. Somos cocriadores da nossa realidade e temos o poder de escolher nossas histórias, em vez de seguir cegamente a mente-macaco. Vamos sair do automático da Matrix e tornar conscientes os padrões inconscientes.

O livro *Caibalion* nos ensina: "Os lábios da sabedoria estão fechados, exceto aos ouvidos do entendimento".

É necessário ter a pureza no coração. O ego nunca abrirá as portas para dentro de si mesmo.

As sete chaves da jornada da alma

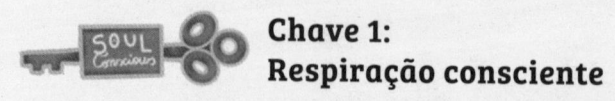

Chave 1: Respiração consciente

A ioga ensina várias técnicas de respiração, mas abordarei primeiramente uma bastante simples: a respiração coerente ou diafragmática. Ela promove a coerência entre o corpo e a mente, criando um estado de união entre ambos.

Você já ouviu falar no diafragma? Ele é o principal músculo da respiração, com formato de cúpula, e é responsável por separar as cavidades torácicas e abdominais. Cantores e nadadores têm esse músculo bem desenvolvido e são conscientes dos benefícios dessa respiração. No entanto, muitos de nós não respiramos corretamente.

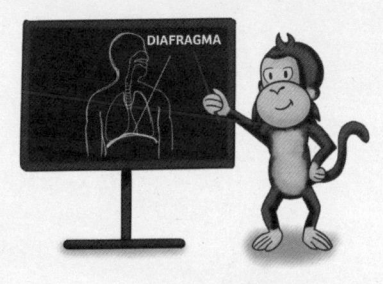

Quando temos um macaco pulando de galho em galho, sendo barulhento em nossa mente, ativamos a resposta ao estresse e nossa respiração se torna superficial, ou seja, localizada na região do peito e dos ombros. Esse tipo de respiração não promove o equilíbrio entre o oxigênio e o gás carbônico no sangue, e os batimentos cardíacos ficam mais rápidos.

Para interromper esse processo, utilize a respiração profunda abdominal. Já observou quando um bebê dorme tranquilamente? Notou como a barriga dele sobe e desce? É possível observar nitidamente a entrada e saída de ar com a respiração dos bebês.

Crescemos e nos esquecemos dessa forma de respiração mais natural, que utiliza o movimento do diafragma, trazendo mais ar e oxigenação para o nosso corpo e mantendo o ritmo adequado dos batimentos cardíacos.

Felizmente, é possível reaprender o processo de respiração mais profunda e lenta, pois essa é a nossa respiração natural e involuntária. Então, vamos lá!

PRATICANDO

A respiração coerente

Sentar-se — Praticar — Colocar — Inspirar — Exalar — Repetir

1. **Sente-se** confortavelmente, com a coluna ereta, porém confortável.

2. **Pratique** *pratyahara* (ver p.46), a remoção dos sentidos, fechando os olhos, trazendo a sua atenção para dentro de si e concentrando-se na respiração.

3. **Coloque** as mãos no ventre, entre o umbigo e o esterno.

4. **Inspire** pelo nariz em uma contagem de quatro segundos. Sinta o ar preencher os pulmões e a barriga se expandir (abdômen para fora).

5. **Exale** pelo nariz em uma contagem de cinco segundos. Solte o ar e contraia a barriga.

6. **Repita**.

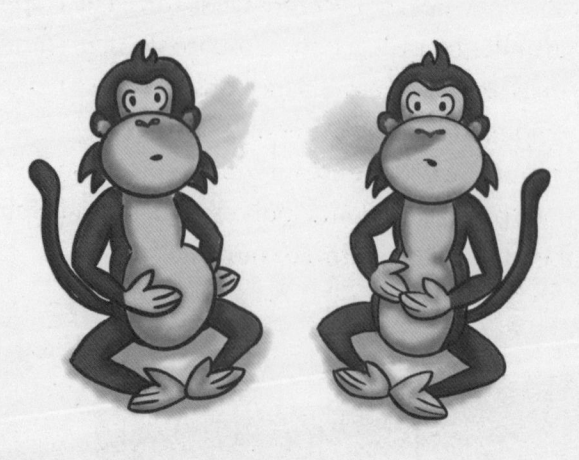

Pranayama[8]

Pranayama é uma palavra que vem do sânscrito, que, relembrando, é a língua sagrada da Índia. A palavra pode ser dividida em duas partes: prana, que significa princípio vital ou energia criativa, que anima e sustenta as células e os órgãos, ou mesmo toda a vida, e ayama, que significa estender ou controlar. Então, pranayama é basicamente a disciplina da respiração em um sentido amplo: é a prática de usar conscientemente a respiração para controlar a energia do prana e promover o bem-estar e o equilíbrio físico, mental, emocional e espiritual. O pranayama nos desconecta da mente-macaco e traz a comunhão entre corpo, mente e espírito. Ele ajuda a alinhar os chacras, que são centros de força no corpo sutil.

O prana viaja por caminhos chamados nadis. De acordo com o entendimento da ioga, nadis são canais pelos quais circula o prana no corpo sutil. Como se fossem veias energéticas. Existem três nadis primários: ida, pingala e sushumna, correspondendo às linhas esquerda, direita e central do corpo, respectivamente.

Como já abordado anteriormente, o pranayama é o quarto passo proposto por Patanjali no caminho da ioga (ver p. 46). Com suas técnicas de respiração, ele auxilia

---

8 **Atenção:** se você tiver alguma condição médica, consulte um profissional de saúde antes de iniciar qualquer técnica de pranayama.

na expansão da capacidade pulmonar, melhora a concentração e acalma a mente, tornando-se uma prática fundamental no caminho do autoconhecimento e na busca pela paz interior.

Quando estamos na mente-macaco, executando programas condicionados, já sabemos que ficamos fragmentados, com a mente em um lugar e o corpo em outro. Nossos chacras também ficam bloqueados e em desarmonia. Esse desequilíbrio pode ser experimentado no corpo em forma de fadiga, letargia e desconexão. A respiração nos conecta ao momento presente e, por meio dela, nos ancoramos no aqui e agora e cultivamos o equilíbrio e o bem-estar.

A ioga ensina várias técnicas de pranayama, e cada uma tem seu propósito. Em conjunto, todas elas oferecem inúmeros benefícios. Seguem alguns exemplos, além dos já mencionados:

- Redução da ansiedade, da depressão e do estresse.
- Estabilização da pressão arterial.
- Aumento do nível de energia.
- Relaxamento muscular.
- Melhoria das funções cognitivas.
- Diminuição do ruído interno da mente-macaco.

Já abordamos uma técnica bastante simples de respiração consciente. Vamos explorar agora algumas outras opções. Todas as vezes em que você perceber uma desconexão com o momento presente, na qual você ativa a resposta de estresse de luta ou fuga, use este exercício de respiração.

PRATICANDO

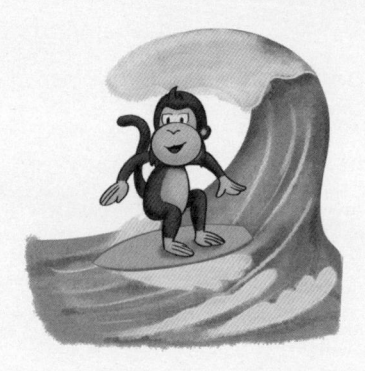

Pranayama ujjayi

Sentar — Inalar e exalar — Contrair — Prosseguir

Ujjayi significa "vitória sobre". Esse pranayama envolve uma respiração suave e sussurrante que pode ser chamada de respiração vitoriosa, ou respiração do oceano. É comparada ao som do vento através das árvores ou das ondas que chegam à costa, ou ainda ao som de Darth Vader. Não retemos o ar em nenhum momento, é como um mar contínuo de ondas, totalmente fluido e equânime.

Ao praticar essa técnica, mantemos a boca fechada e criamos uma constrição na garganta, como se estivéssemos inspirando e expirando com um canudo fino. Veja os passos a seguir:

1. **Sente-se** confortavelmente.
2. **Inale e exale** o ar pelo nariz, sentindo o abdômen expandir com a inspiração e contrair com a exalação. A duração da inalação deve ser igual da exalação.

3. **Contraia** levemente os músculos da garganta à medida que você inspira e expira, imaginando que você está fazendo um som suave de "oceanos" ou sussurros.

4. **Prossiga** sem pressa, mantendo um ritmo constante e relaxado.

———————————————————— PRATICANDO

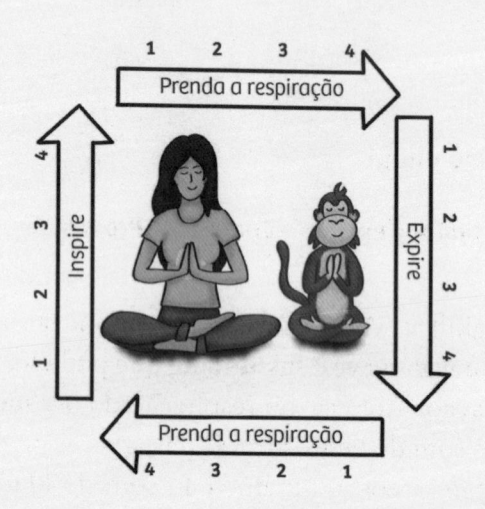

Respiração quadrada

Inspirar — Pausar — Expirar — Pausar

A respiração quadrangular é uma técnica simples e efetiva composta por quatro passos:

1. **Inspire** lentamente pelo nariz, contando até quatro.
2. **Pause** por quatro segundos com os pulmões cheios.
3. **Expire** contando até quatro.

4. **Pause** por mais quatro segundos com os pulmões vazios.

Você está formando um quadrado respiratório, com quatro segundos em cada etapa.

———————————————— PRATICANDO

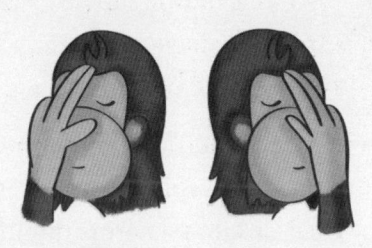

Nadi shodhana

Sentar — Colocar — Posicionar — Apertar — Inspirar — Continuar — Lembrar

Esse tipo de respiração, também conhecida como "respiração alternada", envolve purificar o fluxo de prana pelos nadis ida e pingala bem como o fluxo da respiração pelas narinas direita e esquerda.

1. **Sente-se** confortavelmente com a coluna ereta.
2. **Coloque** a mão esquerda no joelho esquerdo, com a palma da mão para cima ou use outro mudra (posição das mãos).
3. **Posicione** a ponta do dedo indicador e do dedo do meio da mão direita entre as sobrancelhas, os dedos anelar e mínimo na narina esquerda e o polegar na narina direita. Nós iremos usar os dedos anelar e mínimo

para abrir e fechar a narina esquerda, e o polegar para abrir e fechar a narina direita. Mantenha a respiração suave e natural, sem esforço ou pressão. Não respire pela boca ou faça nenhum som.

4. **Aperte** suavemente a narina direita com seu polegar para fechá-la e expire gentilmente pela narina esquerda. Mantenha a respiração suave e natural, sem esforço ou pressão. Não respire pela boca ou faça qualquer som.

5. **Inspire** pela narina esquerda, e então pressione gentilmente essa mesma narina com os dedos anelar e mínimo. Remova o polegar direito da narina direita e expire por ela. Seguindo a movimentação com os dedos, inspire pela narina direita e expire pela esquerda. Você agora completou uma ronda do pranayama nadi shodhana.

6. **Continue** inalando e exalando com as narinas alternadas, completando 5-10 rondas.

7. **Lembre-se** de sempre inalar pela mesma narina com a qual você acabou de exalar. Você pode contar até quatro segundos para cada inalação e quatro segundos para cada exalação, podendo ser mais ou menos tempo conforme sua capacidade respiratória e conforto.

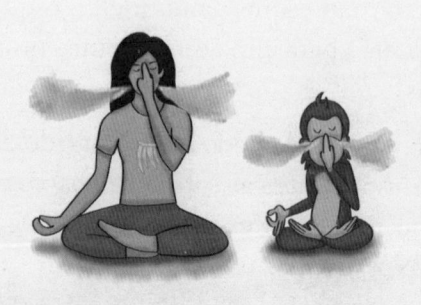

PRATICANDO

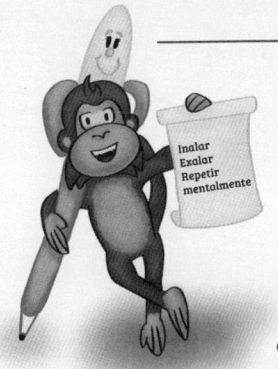

O mantra com pranayama

Experimente o mantra alinhado com a sua respiração.

"So Hum" é um mantra simples, porém milenar, muito usado na ioga e que dizemos ter o som natural da respiração, o nosso som interior.

Significa "eu sou". Aqui, não me refiro ao eu transitório e egoico mundano, o eu da mente-macaco. Esse "eu sou" conecta-o ao seu verdadeiro ser, à divindade interna que habita o seu coração. Lembre-se de quem você é com essa simples, porém poderosa, técnica milenar.

Ao repetir esse mantra, vamos deixando de lado a identificação com a mente e o ego, que são identidades transitórias, e vamos nos ancorando na verdade do nosso eu verdadeiro, profundo e permanente. Essa é a natureza perene da nossa essência. Libertamo-nos das amarras dos ruídos mentais da mente-macaco e começamos a iluminar a luz da nossa presença.

Ao repetir mentalmente o som da respiração, direcionamos a atenção para dentro. A mente vai se acalmando e entramos em unidade com ela, o corpo e o espírito, despertando e acendendo a verdade nos nossos corações.

A experiência direta dessa prática simples e poderosa revela a verdade na sua vida. Não se contente apenas com a leitura e o conhecimento intelectual; pratique e tenha a sua própria vivência e realização.

Se você quiser praticar o mantra alinhado com a respiração, siga as opções a seguir.

Opção 1
Repita mentalmente:
"So", ao inalar.
"Hum", ao exalar.

Opção 2:
Repita mentalmente:
"Eu inspiro calma", ao inalar.
"Eu exalo o estresse", ao exalar.

Opção 3:
Repita mentalmente:
"Eu estou consciente da minha inspiração", ao inalar.
"Eu estou consciente da minha exalação", ao exalar.

Opção 4:
Repita mentalmente:
"Eu inspiro paz", ao inalar.
"Eu exalo ansiedade", ao exalar.

Chave 2: Consciência plena, ou mindfulness

A origem do mindfulness remonta às tradições budistas, mas foi Jon Kabat-Zinn quem popularizou essa técnica para nós, ocidentais. Mindfulness significa estar atento no momento presente, sem julgamentos.

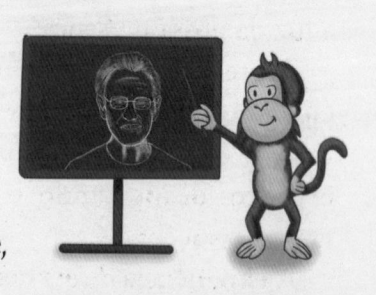

Pratique mindfulness diariamente, estando por inteiro no que estiver fazendo. Se for lavar louças, esteja presente nessa atividade. A mente é aquela que categoriza se uma atividade é boa ou ruim, chata ou excitante. Temos a tendência de, quando estamos fazendo algo que não apreciamos muito, como lavar louças, deixar nosso corpo na pia enquanto a mente divaga.

Sinta a água nas suas mãos, sinta o sabão e observe, sem julgar, essa atividade. Quem julga é a mente. Lembre-se: nada é bom ou ruim; é a mente que cria essa classificação. Tudo é como é.

--- PRATICANDO

Observação do corpo e mente

1. **Sente-se** confortavelmente com a coluna ereta, porém relaxada.

2. **Traga** o foco da sua atenção para o seu corpo.

3. **Observe** onde você está sentado. Observe a sua respiração. Sem controlar, julgar.

4. **Deixe ir** qualquer expectativa. Simplesmente observe sem interpretações. Tenha uma atitude de aceitação e desapego, sem reatividade.

5. **Escaneie** seu corpo, começando da cabeça, rosto, ombros e continue descendo até chegar nos seus pés.

6. **Identifique** a chegada do seu macaco (ou o pulo dele na sua mente), mudando o foco da sua atenção para a mente. Provavelmente, ele já tem um nome. Repita: "Eu reconheço você aqui, _____ (nome do seu macaco)".

7. **Observe** a chegada do seu macaco na sua mente, sem julgamentos, controle ou reatividade.

8. **Escolha** deixar ir (desapegue) qualquer fala do seu macaco. Lembre-se que Buda nos ensinou que nada pode sobreviver sem alimento. Não alimente o seu macaco.

9. **Repita.** "Eu me estabeleço, eu escolho o aqui e agora. Eu me estabeleço no observador silencioso. Observo a natureza transitória dos pensamentos, emoções e sensações no meu corpo. Eu permito que elas surjam e desapareçam e não me identifico com elas. Ao fazer isso, entro em um estado de paz e bem-estar e liberdade interior".

———————————————————— PRATICANDO

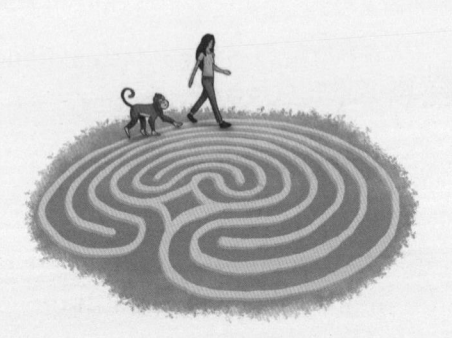

Caminhando com atenção plena

Estabelecer — Repetir — Concentrar-se — Lembrar-se

1. **Estabeleça** uma intenção: o ato de andar é tão comum que nem sequer o observamos. Estamos sempre apressados, distraídos e no automático, correndo de um lado para o outro.

A intenção da caminhada meditativa é unir corpo, mente e o ambiente à sua volta, prestando atenção nos detalhes que o circundam, nas pessoas ao seu redor, na natureza, cores, sons, enfim, em todos os estímulos dos nossos cinco sentidos.

2. **Estabeleça** uma âncora: a âncora dessa meditação são as experiências e sensações ao caminhar. Ancore sua atenção no agora pelos sentidos, pela sua respiração ou pela repetição de mantras.

3. **Repita** sim: Thich Nhat Hanh, mestre budista zen vietnamita, promovia intensamente essa prática, que pode ser realizada em qualquer lugar: no campo, dentro de casa, no escritório. Ele sugere que, ao caminhar na terra sagrada, você repita "sim " a cada passo. Sim para o momento presente, sim para a vida como ela é.

4. **Repita** um mantra ao caminhar: você pode também escolher concentrar-se na repetição de um mantra ao caminhar. Ao dar um passo, repita: "Eu ando com atenção plena em direção à paz e à tranquilidade. A cada passo, eu me ancoro no aqui e no agora".

5. **Concentre-se** na respiração: outra ideia é concentrar-se na própria respiração enquanto caminha. O importante é sair do automático e estar presente e completo no agora. Procure fazer essa caminhada sem o celular, que se tornou parte do nosso corpo, como braços e pernas. Desfrute de cada passo sem pressa de chegar.

6. **Lembre-se** de que você está caminhando e meditando. Relaxe e caminhe atentamente presente em cada passo.

Mantenha a atenção no presente deixando de lado os pensamentos sobre o passado ou o futuro. Se a mente começar a divagar ou se distrair, gentilmente traga sua atenção de volta à respiração, aos passos, ao mantra, aos sons, às cores, aos cheiros sutis no ar enfim, a tudo que te enraíza no agora.

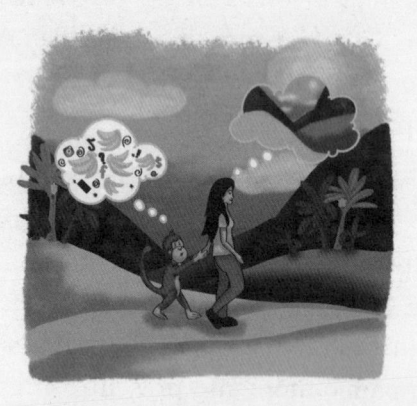

———— PRATICANDO

Atenção plena em uma refeição contemplativa

Experimentar uma refeição contemplativa pode ser uma ótima oportunidade para praticar a atenção plena e apreciar a experiência de comer de forma mais consciente.

1. **Escolha** um local tranquilo e sem distrações para realizar a refeição. Desligue a TV, o celular e outras distrações. Sente-se confortavelmente à mesa e respire fundo algumas vezes, concentrando-se no momento presente.

2. **Observe** a comida em seu prato. Preste atenção nas cores, texturas e aromas dos alimentos. Sinta a temperatura da comida e o sabor em sua boca. Mastigue lentamente e saboreie cada mordida, sem se apressar para terminar a refeição.

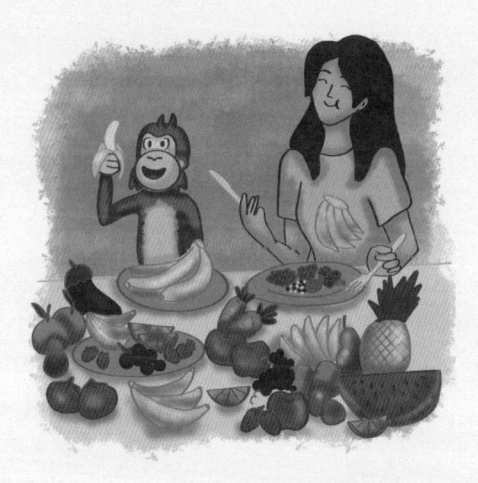

3. **Observe** as sensações físicas e emocionais que surgem. Talvez você note sentimentos de prazer ou satisfação, ou talvez sinta desconforto ou aversão em relação a certos alimentos.

4. **Lembre-se** de que a refeição contemplativa não diz respeito a julgar ou criticar os alimentos que você come, mas sim a estar presente e apreciar a experiência de comer de forma consciente.

5. **Reflita** sobre a experiência ao terminar a refeição. Como foi a sua reação aos diferentes alimentos? O que você notou sobre seu corpo enquanto comia? Essas reflexões podem ajudá-lo a cultivar uma maior consciência em relação ao que você come e à forma como você se relaciona com a comida em geral.

Chave 3: Comunhão com a natureza

Tudo tem dois polos, tudo tem o seu oposto. É o que diz a quarta lei hermética de Hermes Trimegistus.

A terceira chave para uma vida plena e consciente é a comunhão com a natureza.

Viemos do pó e ao pó retornaremos. Somos originários da mãe terra. Nosso corpo está emprestado durante o breve tempo de nossas vidas e devolveremos esse invólucro, assim como alguém que usa uma roupa por algum tempo.

A natureza é o contato mais próximo que temos com Deus, a nossa conversa íntima com Ele. A natureza é rica em *prana*, energia vital. Ao estabelecermos uma conexão com ela, nos conectamos com Deus, seu criador.

Nossos ancestrais viviam muito mais conectados à mãe terra e, portanto, ao eu verdadeiro. O advento da tecnologia acentuou essa desconexão.

Quando nos encontramos diante de um pôr do sol deslumbrante e exuberante, é inevitável experimentarmos um momento de reverência e admiração. Nesse instante sublime, em que entramos em harmonia, podemos vivenciar a completude e serenidade que nos conectam a nós mesmos e ao todo — ao universo, a Deus. Toda a ilusão da separatividade se dissolve.

Deixamos a mente fragmentada de lado e entramos em comunhão. Sabe por que nos sentimos assim? Porque, naquele momento, paramos de comparar, criticar, julgar, e a voz do macaco em nossa mente dá lugar ao contentamento e à bem-aventurança. A mente vai serenando, ficando quieta diante da magnitude e esplendor da perfeição da natureza. Ao admirar algo bonito, o cérebro secreta dopamina e nos coloca em estado de contemplação, meditação e gratidão.

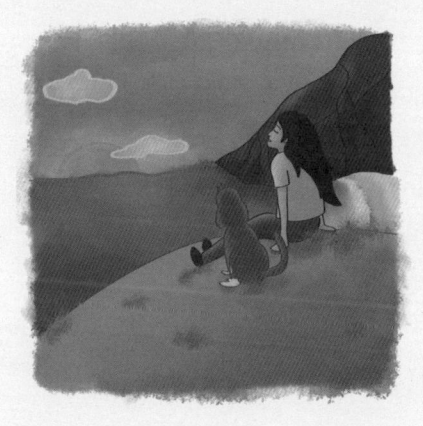

Tudo vibra em frequências energéticas. A Terra é um imenso potencial de energia elétrica, com elétrons negativos. A tecnologia e nossa exposição à televisão e computadores emitem excesso de energia positiva, enquanto a terra emite energia elétrica negativa. Ao nos conectarmos descalços à terra, movimento conhecido como aterramento, harmonizamos nossa energia.

Trata-se de uma prática bastante simples, que traz diversos benefícios, como:

- Acalmar o sistema nervoso.
- Diminuir a inflamação e a dor.
- Diminuir o estresse.
- Melhorar a depressão e a ansiedade.
- Aumentar o relaxamento.
- Aumentar a circulação sanguínea.
- Melhorar o sono
- Recarregar a energia vital.

Você pode exercitá-la colocando os pés descalços na terra, ou entrando em contato com a água, ou tocando uma planta cultivada diretamente na terra.

Escolha se conectar consigo mesmo passando mais tempo com a natureza. Toda vez que caminhamos descalços, nos conectamos com a mãe terra e recebemos sua energia vital.

PRATICANDO

Escolher
Desligar
Respirar
Conectar
Estimular
Nomear
Conectar

Time in: sintonia com a natureza

1. **Escolha** uma vez ao dia um tempo para você se conectar com você: *time in*.

2. **Desligue-se** do computador, do celular ou de qualquer dispositivo eletrônico por alguns minutos. Pare o que quer que esteja fazendo.

3. **Respire** profundamente, conforme citado no capítulo 5 (use os passos anteriores da respiração).

4. **Conecte-se** com a natureza, se puder. Realize o aterramento ao andar descalço, sem sapatos, os quais impedem o contato direto com a mãe terra, e respire o ar puro. A conexão com a natureza nos inspira amor, generosidade, impermanência, relaxamento e transmutação.

5. **Estimule** a audição ao escutar os sons da natureza: sons de pássaros, ventos, folhas de árvores sendo balançadas pelo vento, sons de água. Estimule o tato ao sentir a textura das plantas nas suas mãos ou os raios solares

na sua pele. Estimule o olfato ao sentir o aroma das flores. Estimule a visão ao observar as cores e os formatos diversificados das plantas.

6. **Nomeie** mentalmente cinco coisas que você pode ver, quatro coisas que você pode tocar, três coisas que você pode ouvir, duas coisas que você pode cheirar e uma coisa que você pode provar.

7. **Conecte-se** com uma planta dentro de casa ou do escritório, caso não possa estar ao ar livre. Ou ainda com um animal doméstico.

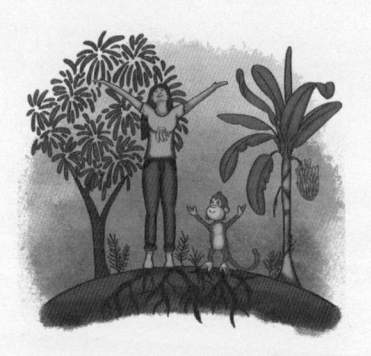

A natureza tem um potencial curativo. Como diz Deepak Chopra, as árvores são os nossos pulmões. Somos parte da natureza e temos ela dentro de nós.

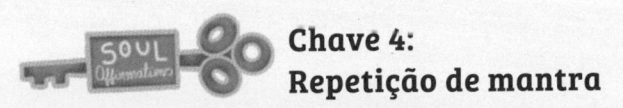

Chave 4: Repetição de mantra

Mantra é uma palavra em sânscrito dividida em duas partes: *man*, mente, e *tra*, instrumento. Assim, mantra é um instrumento ou veículo da mente que conduz do ponto A (mente agitada) ao ponto B (mente serena).

São hinos métricos ou frases rítmicas que servem de louvor aos deuses e, portanto, podem ser considerados um tipo de oração. Correspondentes cristãos incluem orações como Ave-Maria, Pai-Nosso e Glória ao Pai.

Eles aparecem nos registros dos Vedas, considerados a Bíblia da ioga, uma coletânea de livros sagrados indianos datados de aproximadamente 5 mil anos atrás.

Mantras são sementes de libertação plantadas em nossa mente, direcionando-nos da fragmentação à união e funcionando como âncoras da mente distraída e turbulenta.

As palavras em sânscrito têm vibrações energéticas relacionadas ao que se referem. Os mantras emitem um som, e essa vibração, ao ser entoada, traz a mente fragmentada de volta a um foco de atenção, conectando a mente ao silêncio dos planos superiores.

Quando a mente-macaco está ativa, você está hipnotizado pelo macaco e pula de galho em galho para todos os lugares com uma mente turbulenta que divaga pelos seus 70 mil pensamentos intermitentes. Mantras são sementes de sabedoria e, ao entoá-los, a mente agitada é direcionada a um ponto de atenção, tornando-se mais serena e focada. Ou seja, o macaco distraído, pulando de galho em galho, encontra foco, direcionamento e se acalma. Assim, em vez de pular freneticamente com esse macaco tagarela, você é convidado a se sentar em um galho e serenar a sua agitação.

Existem milhares de mantras, alguns com significados e outros sem, utilizados apenas pela qualidade vibracional do som que emitem. No conhecimento védico, a repetição do mantra é uma forma de entrar na mesma qualidade vibracional do som, elevando-se à transcendência. Essa conexão não pode ser explicada em palavras. Mantras podem ter significados místicos e conectar você à fonte da criação.

Estudos conduzidos por neurocientistas mostram que os mantras conseguem reduzir a produção excessiva de pensamentos da mente, acalmando o sistema nervoso, trazendo mais foco, direcionando a purificação mental e auxiliando no funcionamento do cérebro, entre outros benefícios, como:

- Ativação do bem-estar físico e emocional.
- Promoção do despertar interno.
- Melhora da concentração.
- Estabilização do equilíbrio emocional.
- Redução da ansiedade.

O mantra mais poderoso: "Om"

Um dos mantras mais conhecidos é o "Om", que possui uma conexão profunda com tudo no universo. É considerado o som primordial da criação, o som que originou tudo, o primeiro a ecoar no universo. Na própria Bíblia, já há uma analogia com a criação do mundo manifestado.

Ao entoar esse mantra, composto por três sons, A-U-M, conectamo-nos com o surgimento de tudo no universo e podemos transcender a mente agitada e nos conectar com o som primordial da criação, elevando nossa vibração e nos ligando a algo maior.

Os mantras dos chacras

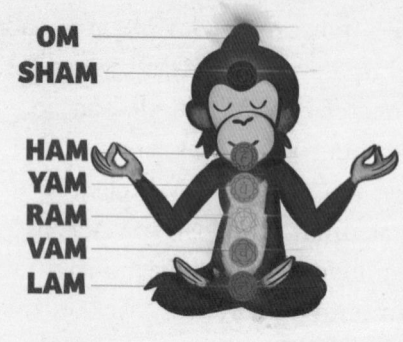

OM
SHAM
HAM
YAM
RAM
VAM
LAM

Cada chacra do nosso corpo possui o seu próprio mantra, e utilizar esses mantras pode ajudar a estimular e equilibrar a energia em cada centro energético, trazendo mais harmonia e bem-estar para o corpo e a mente.

Por exemplo, o mantra "Lam" está associado ao primeiro chacra, o chacra da base, localizado na região do cóccix. A repetição desse mantra pode ajudar a trazer mais estabilidade, segurança e vitalidade para o corpo físico.

Já o mantra "Om" está relacionado ao chacra coronário, localizado no topo da cabeça, e pode auxiliar na expansão da consciência e na conexão com a espiritualidade.

Ao entoar esses mantras durante a prática de meditação ou ioga, podemos estimular e harmonizar a energia em cada um dos nossos chacras, promovendo um equilíbrio físico, emocional e espiritual mais completo.

Afirmações como mantras

Você também pode criar as suas próprias afirmações e usá-las como enunciados sagrados. Lembre-se de elaborar frases positivas, encorajadoras, inspiracionais, no momento presente e em primeira pessoa. Não se esqueça de usar as palavras que ressoam com a sua alma e estão alinhadas com os seus valores pessoais e as suas intenções. Outra dica importante para a sedimentação de novas pontes de conexões neurais é utilizar frases como "Eu sou" ou "Eu estou".

Por exemplo, você se lembra do diálogo da minha mente-macaco quando eu estava no México de férias? A fala condicionada me disse "Eu não sou palestrante". Que tal modificar positivamente essa afirmação para o seguinte exemplo: "Eu sou o suficiente no aqui e agora. Esse é o meu melhor"? Ao repetir mentalmente a sua afirmação, deixe o som das palavras reverberar em todas as células do seu corpo.

O que você ouve o seu macaco dizer mais? Encorajo-o a elaborar uma afirmação positiva e inspiracional toda vez que ouvir a voz repetitiva do seu macaco o sabotando. Pegue o diário da alma, e coloque em prática essa poderosa ferramenta de direcionamento da mente.

──────────────── PRATICANDO

Ferramenta da mente

1. **Escolha** um mantra ou afirmação. Alguns exemplos em sânscrito, *om* (aum), *gayatri, om mani padme hum, aham prema*.

2. **Respire** profundamente — se quiser, feche os olhos praticando o pratyahara.

3. **Repita** continuamente o mantra em voz alta ou baixa com devoção e intenção, pelo o tempo que desejar. Se sua mente divagar, volte a atenção para a repetição do mantra, sem julgamentos ou autocondenação. Cada mantra carrega sua própria vibração, portanto, deixe o som ressoar em diferentes níveis: corpo, mente, emoções e espírito.

4. **Finalize** com uma respiração profunda, agradecendo essa ferramenta transformadora.

Chave 5: Gratidão

"Gratidão transforma o que você tem em suficiente", Melody Beattie.

Antes de falar um pouco sobre essa poderosa chave, eu gostaria de agradecer a você, leitor, que chegou até aqui comigo. Gratidão pelo seu interesse, pelo seu bem-estar mental, emocional, físico e espiritual. Sem você, este livro não teria sentido e eu não teria a oportunidade de experienciar meu darma, ou missão de vida. Minha eterna reverência ao seu *eu* divino que o trouxe até aqui.

A palavra gratidão vem do latim *gratia* e, no dicionário, significa o sentimento de graça experimentado por alguém em relação a uma pessoa que lhe concedeu algum favor, auxílio ou benefício. Em outras palavras, é uma forma de reconhecimento.

Cultivar o hábito da gratidão abre portas para a consciência da abundância e da prosperidade e nos tira do automatismo da mente-macaco condicionada. Quanto mais reconhecemos, valorizamos, apreciamos e agradecemos, mais nos conectamos com um estado de consciência elevado. Nosso coração entra em estado de coerência e *flow*.

Estudiosos e pesquisadores da prática da gratidão apontam os seguintes benefícios do cultivo desse hábito:

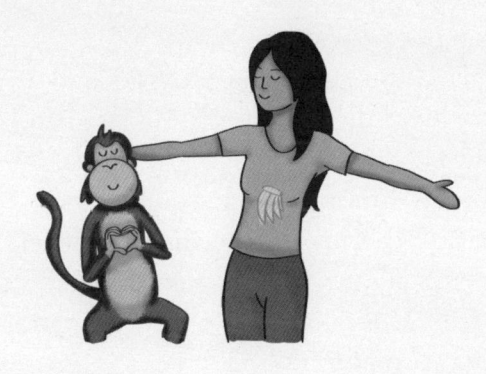

- Diminuição de depressão, estresse, ansiedade e solidão.
- Estabelecimento de relacionamentos saudáveis.
- Aumento de autoestima, otimismo, emoções positivas e humor.
- Aumento do potencial de bem-estar.
- Aumento da resiliência.
- Melhoria do sono.
- Fortalecimento do sistema imune.
- Melhoria da qualidade de vida e da sensação de felicidade e satisfação.
- Ativação de áreas cerebrais envolvidas em percepções de recompensa, moralidade, interações sociais positivas e capacidade de entender o que o outro pensa.

O cultivo da gratidão estabelece novas conexões sinápticas em nosso cérebro e nos liberta do negativo para focarmos o positivo. Ativa a resposta parassimpática do descanso e digestão. Toda vez que agradecemos, estamos conectados com o momento presente, conscientes e atentos. Agradecer ajuda a nos concentrarmos no que temos, e não no que nos falta.

Com todos esses benefícios dessa simples prática, como não a cultivar diariamente? É encorajado estabelecê-la como um hábito diário.

Robert A. Emmons, professor de psicologia da Universidade da Califórnia e especialista na ciência da gratidão, afirma em seu livro *Thanks! How the New Science of Gratitude Can Make You Happier* que a gratidão tem duas partes: a afirmação do que é bom e o reconhecimento da fonte que não está em nós, mas em outras pessoas, no universo, em Deus ou no mundo.

Sabemos bem sobre a mente-macaco condicionada e como ela funciona como um programa em nossas vidas. É atribuída ao psicólogo Rick Hanson a explicação de que a mente humana age como velcro para experiências negativas e como teflon para as positivas.

Com o treino da gratidão, nossa mente fica mais atenta ao positivo. O viés negativo ajudou a espécie humana a sobreviver até aqui, mas hoje contribui para o sucesso financeiro da indústria farmacêutica. Esquecemos que temos uma farmácia dentro de nós mesmos.

Fazemos o update dos softwares dos nossos smartphones e computadores, mas raramente fazemos o update da nossa mente. Com a gratidão, saímos da reclamação, da condenação e da vitimização e promovemos um update do software da mente-macaco condicionada.

Na maioria das vezes, só mudamos quando o sofrimento é insuportável ou nos sentimos profundamente inspirados. A proposta aqui é trazer essa inspiração. Não esperar momentos críticos para promover o crescimento. Não aguardar a morte, a doença ou relacionamentos falidos para, só então, despertar e tomar consciência do que é possível fazer. Vamos acordar juntos para realmente sermos aquilo que Gandhi propôs: a mudança que buscamos no mundo. Sejamos uma voz inspiradora, desperta e iluminada, vivendo as infinitas possibilidades. Vamos agradecer, reconhecer e reverenciar o que temos de bom, bonito e belo em nossa vida.

―――――――――――――― PRATICANDO

O diário da gratidão: cultivando diariamente as suas bênçãos presentes na vida

Durante o seu dia, preste atenção e observe o que está bom na sua vida neste momento. Antes de dormir, faça uma lista de três coisas pelas quais você é grato e registre-as num diário da gratidão. Conecte-se com o seu coração e permita-se sentir a gratidão. E, então, tome uma atitude: escreva uma mensagem para uma pessoa a quem você esteja grato e lhe agradeça.

Como dizia o mestre Jesus, tudo será dado por acréscimo àqueles que agradecem. O universo nos diz sim. Escreva em seu caderno:

1. **Reconheço**, aprecio e valorizo _____.
(preencha com suas palavras)
2. **Sinta** seu coração se encher de gratidão.
3. **Expresse** a sua gratidão em ação.

Você pode expressar gratidão através de atitudes simples, como palavras, gestos, cartas, mídias sociais, um presente, uma nota de agradecimento, uma oração, um sorriso ou olhando a pessoa nos olhos.

Helena Petrovna Blavatsky, de quem já falei anteriormente, nos ensina a valorizar a nossa verdade por meio da prática. Coloque sua gratidão em ação e pratique.

E também convido você a expressar gratidão a si mesmo. Às vezes, é mais fácil reconhecer e valorizar os outros do que a nós mesmos. Falando da mente humana, que tal agradecermos esse presente maravilhoso que recebemos da evolução? Retomo as palavras do meu poeta favorito, Rumi, que dizia que a consciência dorme nos minerais, sonha nas plantas, agita-se nos animais e tem a oportunidade de despertar no ser humano.

Agradeçamos essa poderosa oportunidade de aprender a usar a mente em seu potencial infinito e nos realizarmos através dela.

E, agora, estamos prontos e gratos para seguir para a chave número 6.

Chave 6: Diário

Marco Aurélio, conhecido como o último bom imperador de Roma, praticava a escrita em um diário intitulado *Meditações a mim mesmo*. Ele escreveu: "Quando a força das circunstâncias te deixar como que transtornado, volta depressa a ti mesmo; não fiques fora do ritmo além do necessário, porque serás tanto mais senhor da harmonia quanto mais frequentemente voltares a ela". E ainda: "Você tem poder sobre sua mente — não sobre eventos externos. Perceba isso e você encontrará força".

O diário é uma ferramenta poderosa para reduzir o estresse, aumentar a clareza mental, a reflexão, a autoestima, o autoconhecimento e a autotransformação.

Essa prática conecta você aos seus sentimentos, intuições, sabedoria e intenções, aproximando-o do seu universo interno e privado, proporcionando entendimento, discernimento, crescimento e transformação. Sugiro dois diários: um matinal e um noturno. Não se preocupe com a gramática ou a ortografia. Você está escrevendo para si mesmo. Permita-se adentrar seu universo interno, deixando fluir suas ideias e pensamentos. Lembre-se de que você não está escrevendo para mais ninguém.

Existe um mistério escondido dentro de cada um de nós. Esse é o lugar mais próximo e mais distante de ser encontrado. Procuramos por nós mesmos em todos os lugares e esquecemos que a nossa verdade está no silêncio e na quietude. O diário é para você descobrir seus mistérios internos.

Perguntaram ao criador onde esconder o maior tesouro do ser humano: nas estrelas? No fundo do oceano? Ele decidiu esconder-se em nós mesmos, pois seria o último lugar em que procuraríamos.

Nós acabamos nos tornando o que repetidamente praticamos. Pratique colocar seus pensamentos no diário e não se identificar com eles. Vai criando um espaço, ou seja, uma distância, dos seus pensamentos. Entenda que eles são como nuvens no céu azul ou o filme que passa na tela do cinema. As imagens vão e vêm, e você, como consciência, está lá como pano de fundo.

Santo Agostinho também propunha essa prática de autoavaliação e reflexão para que pudéssemos sempre melhorar no dia seguinte. Ele propunha uma forma interrogativa.

———————————————— **PRATICANDO**

Jornada interior de autorreflexão

1. **Escolha** um caderno para a sua jornada interna de mistérios.

2. **Estabeleça** um momento e tempo específico para escrever em seu diário.

3. **Respire** profundamente antes de começar a escrever.

4. **Escreva** livremente com autenticidade, sinceridade, sem medos, julgamentos e autocensura. Deixe fluir. Se tiver dificuldade de começar, você pode partir das reflexões a seguir:

- O que estou sentindo?
- Quais pensamentos, crenças, emoções e medos observei durante o meu dia?
- O que aprendi?
- Quais desafios e estresses enfrentei hoje?

5. **Encerre** agradecendo pelas bênçãos presentes no seu dia.

Chave 7: Meditação

"Há uma voz que não usa palavras. Ouça", escreveu Rumi.

A meditação é o retorno à nossa identidade real, ao eu verdadeiro. E o encontro consigo mesmo é o caminho para o despertar interno em direção ao seu verdadeiro eu.

A cada momento, temos duas escolhas: continuar no piloto automático da mente-macaco ou optar pelo caminho do ser. Essas escolhas envolvem ter ou ser, ignorância ou discernimento, ilusão da prisão da mente-macaco egoica ou liberdade de uma mente liberta e iluminada. Esse é o entendimento correto do caminho do meio proposto por Buda.

Deixamos o condicionamento da mente-macaco fragmentada e nos unimos ao nosso *ser* em nosso interior. Saímos da superfície agitada das águas do mar para entrar nas profundezas do nosso próprio oceano, numa jornada às profundezas de suas águas.

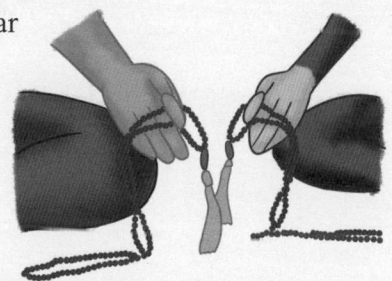

É impressionante como nos ocupamos tanto com as demandas da vida, atendemos a tudo e a todos, mas temos dificuldade de entrar em contato com as profundezas do nosso ser. Não paramos um segundo e fazemos tudo no piloto automático, vivendo nossa vida sem estarmos verdadeiramente presentes e conscientes.

Muitos estudantes de meditação afirmam ter resistência a essa prática, pois sua religião a considera inadequada e eles temem ouvir vozes e pensamentos negativos. Curiosamente, muitas pessoas personificam o mal como algo externo, em vez de reconhecer pensamentos e sentimentos negativos e destrutivos dentro de si.

Embora seja uma prática comum no Oriente, a meditação é independente da religião. Todos podem se beneficiar dessa prática milenar, com resultados comprovados por vários estudos.

A meditação coloca você em contato consigo mesmo, com o seu verdadeiro ser. Muitos não querem parar para se ouvir, com medo de descobrir facetas desagradáveis da mente-macaco. No entanto, se você se depara com o lobo mau, é porque o alimentou.

Meditação é um processo de purificação, desapego e desidentificação. Desapegamos da identificação com pensamentos, emoções e sentimentos, e fica apenas o que é real. Deixamos ir tudo o que não é nossa identidade real e nos tornamos observadores do processo.

A meta não é deixar a mente totalmente em branco, mas aquietar as flutuações ou ondas mentais. O que queremos fazer é uma espécie de desapego. Desapegar desse condicionamento de nos identificarmos com os pensamentos, emoções e sentimentos, alcançando a verdadeira autorrealização. Podemos viver ancorados no nosso *atman*. E, quando fazemos isso, tornamo-nos verdadeiramente livres e iluminados.

Há uma metáfora conhecida segundo a qual nosso verdadeiro eu é como o céu, e nele as nuvens de pensamentos, emoções e sentimentos surgem e desaparecem. Essa imagem mostra que tudo o que é transitório e impermanente não é o seu eu real e imutável. Investimos a vida inteira na personalidade, mas não dedicamos tempo para simplesmente ser. Vamos lembrar que somos seres humanos, embora nos tornemos seres "fazedores".

Meditar significa familiarizar-se com quem você realmente é. Não ouvimos vozes do além, mas sim a voz da nossa mente-macaco, até que ela se silencie e entremos no silêncio. Paramos para ouvir, em vez de fugir cada vez mais de nós mesmos. Lembra que Buda se iluminou quando sentou-se debaixo da árvore de Bohdi, quando parou de fugir da dor em direção ao prazer? A meditação é uma das maiores práticas de autoconhecimento. Esse é o retorno para casa, para a unidade, a totalidade e a integração.

O slogan da Nike, "*Just do it*" ("simplesmente faça") não se aplica à meditação, que está mais para "*Just be it*" ("simplesmente seja"). Redescobrimos quem somos ao meditar e nos autorrealizamos. Silenciamos a mente-macaco ao deixar ir as ondas mentais turbulentas dos inúmeros pensamentos, até entrarmos na profundidade imutável do ser, onde o silêncio se comunica conosco.

O silêncio não é ausência de palavras, mas sim ausência de uma mente agitada que compara, critica, nega e julga, enfim, uma mente que não para: a mente-macaco. Podemos não estar falando nada no mundo exterior, mas nossa mente não está em silêncio, está falando conosco o tempo inteiro por meio de 70 mil pensamentos diários. Pensamentos críticos e em geral negativos que estão constantemente julgando situações, pessoas e nós mesmos. E ficamos cada vez mais separados do eu verdadeiro.

Há uma analogia que compara a mente a um oceano. Na superfície, há toda a agitação das ondas do mar com seus ruídos. Mas, na profundidade, encontra-se o silêncio. Assim é nossa mente-macaco, agitada pulando de um galho para o outro, mas, se chegarmos à profundidade, encontraremos o silêncio da alma, que é a voz da alma.

Não precisamos temer o silêncio, com medo de encontrar vozes. A meditação nos permite enfrentar esses medos e entrar em contato com nosso verdadeiro eu. Através dessa prática, podemos aprender a silenciar a mente agitada e alcançar a paz e a serenidade que reside no silêncio, aproximando-nos cada vez mais de nosso verdadeiro ser e encontrando a harmonia e a felicidade que tanto buscamos. Todos nós sabemos que a felicidade não está nos objetos, mas continuamos eclipsados pelos véus da ignorância, procurando-a equivocadamente nos objetos.

A meditação traz diversos benefícios para a saúde mental e física. Estudos científicos mostram que ela ativa áreas específicas do cérebro, incluindo a ínsula, que está associada a compaixão, empatia e autoconsciência. Além disso, a meditação também é capaz de promover a plasticidade cerebral, que é a capacidade do cérebro de se adaptar e mudar ao longo do tempo.

Veja como a sua vida pode ser enriquecida com essa prática:

- Melhora a atenção e a concentração.

- Reduz o estresse e a ansiedade.
- Aumenta a capacidade de lidar com emoções negativas.
- Melhora a qualidade do sono.
- Ajuda no controle da dor crônica.
- Fortalece o sistema imunológico.
- Reduz a pressão arterial.
- Promove sentimentos de paz interior e bem-estar.
- Melhora a tomada de decisão e a resolução de problemas.
- Aumenta a compaixão e a empatia pelos outros.

──────────── PRATICANDO

Dicas para aperfeiçoar a sua prática de meditação

1. **Escolha** um local tranquilo e livre de distrações. Embora possamos meditar em qualquer lugar, se for possível, crie o seu lugar especial para meditar.

2. **Defina** um horário regular para meditar e uma duração da prática. Sugestão: pelas manhãs ou logo antes do jantar, por vinte minutos. Nas primeiras vezes, use um aplicativo para cronometrá-la. Com o passar dos dias, o seu corpo vai se acostumar com o tempo que você medita.

3. **Acomode-se** em uma postura confortável, mas ereta. Sugiro sentar-se, para um melhor alinhamento dos chacras. A postura de lótus deve ser usada somente se for confortável.

4. **Respire** conscientemente, trazendo sua atenção para a respiração. Permita-se alguns segundos para começar a se movimentar ao terminar a meditação.

5. **Observe** os pensamentos que surgem. Não se julgue ou se preocupe com pensamentos que surgem durante a meditação — apenas observe-os e deixe-os ir.

6. **Entregue-se** à prática. Deixe ir as expectativas de como a sua meditação deve ocorrer.

7. **Permita-se** alguns segundos ao terminar a meditação antes de começar a se movimentar.

8. **Alimente-se,** tome o café da manhã (se escolheu meditar de manhã) ou o jantar (se escolheu meditar à noite) depois da prática.

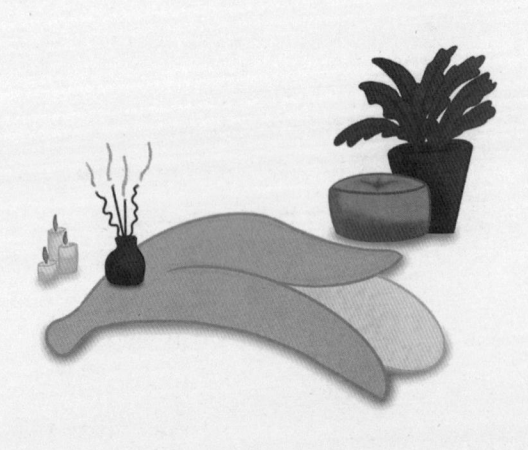

RESUMINDO e PRATICANDO

Parabéns leitor. Você percorreu a jornada da alma rumo ao seu templo sagrado de Delfos. Abriu as 7 portas do autoconhecimento e realizou a jornada da autotransformação em direção a verdadeira felicidade, realização e sucesso.

Você realizou a virada das 7 chaves:

- Chave 1: Respiração consciente.
- Chave 2: Consciência plena, ou mindfulness.
- Chave 3: Comunhão com a natureza.
- Chave 4: Repetição de mantra.
- Chave 5: Gratidão.
- Chave 6: Diário.
- Chave 7: Meditação.

Agora você já sabe que não precisa de pitonisas como intermediárias entre você e Deus. Nenhuma das chaves pode simplesmente transferir seu poder para as pessoas. Elas precisam ser praticadas por você.

CAPÍTULO 8

Conheça o macaco iluminado

A jornada de autoconhecimento através dos sete portais já pode ser completada.

Você os abriu com as sete chaves da sabedoria interior: respiração consciente (pranayama), atenção plena (mindfulness), comunhão com a natureza, repetição de mantras, gratidão, diário e meditação.

As portas foram abertas, mas é você quem deve atravessá-las! Todos esses passos envolvem experiências diretas, e somente você pode realizá-las.

Agora que você está pronto para atualizar o software da mente-macaco condicionada, apresento-lhe meu macaco favorito: TABO.

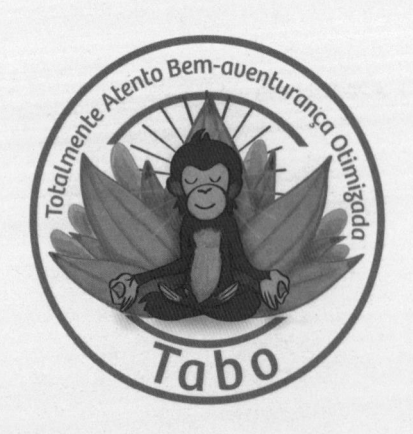

T — Totalmente
A — Atento
B — Bem-aventurança
O — Otimizada

TABO é um macaco iluminado e consciente, resultante da aplicação das sete chaves da sabedoria interior. Ele vê as coisas com clareza e não se identifica com as flutuações transitórias da mente condicionada. É sábio como os sábios da antiga tradição da ioga. É disciplinado e comprometido com o cultivo da tranquilidade e da estabilidade.

A ideia é que, ao atravessar as portas, você possa alcançar um estado mental mais equilibrado e consciente, transformando a mente-macaco condicionada e controlada pelo ego em uma mente iluminada, atenta e desperta para a grande sabedoria.

Afinal, quem é o seu eu verdadeiro?

O eu verdadeiro só pode ser conhecido no silêncio. Ele está sempre se comunicando conosco, mas os condicionamentos mentais nos impedem de ouvir seus sussurros. Ele chama você para se encontrar dentro de si mesmo, no silêncio da sua alma.

A felicidade que você busca também está à sua procura. Pare e silencie para escutar o chamado, o chamado da sua alma. Não procure a felicidade fora de si mesmo em prazeres hedonistas. Ela sempre esteve mais próxima do que você imagina. Na realidade, o nosso eu verdadeiro já é pura luz, felicidade e paz, mas, ao cairmos no mundo manifestado, nos perdemos e nos confundimos. Nos sentimos desconectados e separados da fonte e buscamos por nós mesmos incansavelmente.

Como vimos, o eu verdadeiro pode ser conhecido por vários nomes: *atman*, eu superior, eu divino, eu verdadeiro, consciência, presença, espaço etc. No fundo, todas essas nomenclaturas têm o mesmo significado.

A seguir estão algumas características atribuídas ao eu real. Quando estamos enraizados em seu âmago, experimentamos:

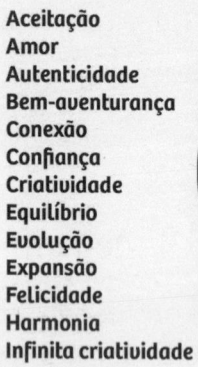

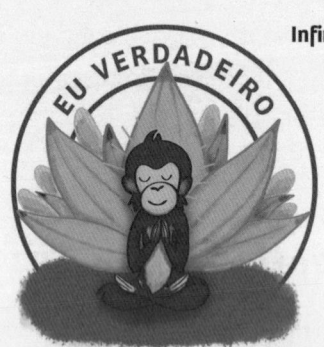

Aceitação
Amor
Autenticidade
Bem-aventurança
Conexão
Confiança
Criatividade
Equilíbrio
Evolução
Expansão
Felicidade
Harmonia
Infinita criatividade

Infinitas possibilidades
Insights
Intuição
Não localidade
Paz
Plenitude
Potencialidade
Propósito
Sabedoria
Sincronicidade
Totalidade
Verdade

Ouvir o chamado do seu eu verdadeiro é uma missão crucial para a sua jornada. É uma viagem sem distância, não para fora, mas para dentro de si mesmo. Esse é o nosso darma, que, em sânscrito, tem muitos significados, mas aqui nos atemos ao utilizado por Deepak Chopra em seu livro *As sete leis espirituais do sucesso*: nosso propósito de vida. Todos nós nascemos com um propósito, com uma música interna que precisa ser cantada. Esse é o som da nossa alma, seu nome interno. Alinhar nossa vida com esse propósito significa romper com os condicionamentos e fragmentações e entrar em comunhão.

Sat chit ananda

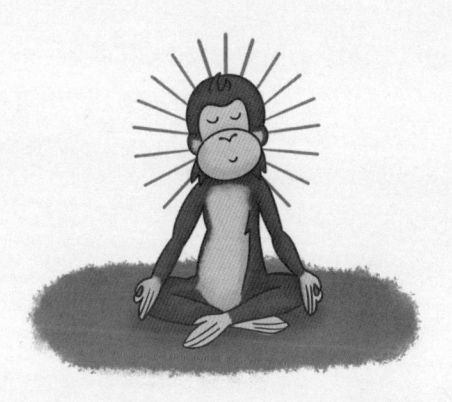

Sat chit ananda é uma expressão sânscrita usada na Índia para descrever o estado de pura presença, que não pode ser definido em uma única palavra. Em vez disso, são usadas três: *sat*, que significa "existência absoluta", "verdade"; *chit*, "consciência infinita"; e *ananda*, "bem-aventurança", "êxtase".

Juntos, esses três conceitos formam o fundamento do ser mais próximo de Deus, ou Brahman, a realidade inquebrantável absoluta e suprema. Essa condição é considerada o estado original e a natureza verdadeira de nós mesmos.

Nós somos *sat chit ananda*. Como diz o Bhagavad Gita, a bíblia hindu, *as armas não ferem o eu verdadeiro, o fogo não o queima, as águas não o molham, ventos não o ressecam. Ele é imortal e eterno.*

Essas três palavras também podem ser usadas como mantra durante a meditação, para indicar a realização da unidade de tudo no universo.

A mente relaxada, livre, clara e equilibrada, equânime

"A forma mais elevada da inteligência humana é a capacidade de observar sem julgar", Jiddu Krishnamurti.

Quando a mente está relaxada na meditação, não significa que ela não está ativa. Ela se encontra no estado de consciência relaxada.

Jiddu Krishnamurti, o grande filósofo do século XX, perguntou em um discurso aos seus discípulos: "Querem saber a fórmula da iluminação espiritual?". Em uma resposta simples, ele disse: "Não se importem com nada que venha em sua direção". Ele quis dizer que devemos ter uma mente equânime que aceita sem julgar, sem o macaco tagarela falando incansavelmente com suas críticas, comparações e negatividade.

Assim, atingimos o estado de ioga, que significa união e mente equilibrada, livre de flutuações. Como vimos, se analisarmos bem, o maior problema que enfrentamos na vida não é o problema em si, mas a história que nosso macaco com viés crítico e negativo conta sobre o problema. Nada é bom ou ruim por si só; é a nossa mente que faz essa classificação.

Você já ouviu a história folclórica do fazendeiro chinês? Diz assim:

Era uma vez um fazendeiro chinês. Um dia, um de seus cavalos fugiu. Seus vizinhos foram até ele, comentando como aquele acontecimento era um infortúnio. O fazendeiro respondeu: "Pode ser".

No dia seguinte, o cavalo fugitivo retornou, trazendo sete cavalos selvagens. Os vizinhos apareceram novamente, dizendo que isso era uma grande sorte. O fazendeiro respondeu: "Pode ser".

Posteriormente, o filho do fazendeiro tentou domar um dos cavalos selvagens e caiu, quebrando uma perna. Os vizinhos vieram lamentar o ocorrido, dizendo que aquilo era muito ruim. O fazendeiro respondeu: "Pode ser".

No dia seguinte, oficiais do exército que estavam recrutando soldados apareceram, mas não levaram o filho do fazendeiro por conta da perna quebrada. Os vizinhos vieram

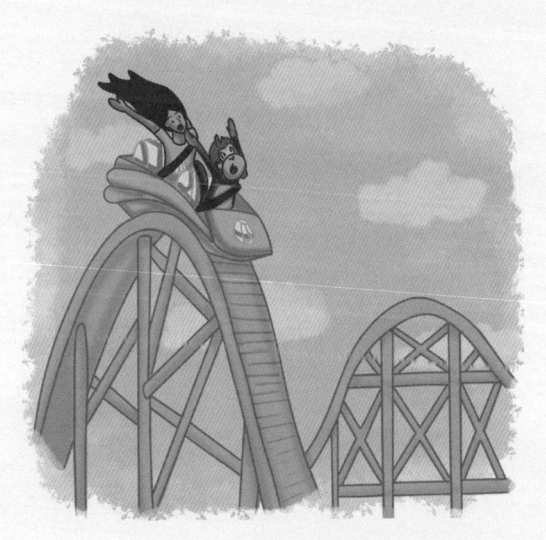

A mente e suas flutuações mentais

ao fazendeiro falando sobre como aquilo era ótimo, e ele respondeu: "Pode ser".

Essa história nos mostra como a mente o tempo todo classifica os eventos como bons ou ruins, como tragédias ou vitórias. Mas a verdade é que as situações são como elas são, e é a mente-macaco que julga, critica e condena, tornando eventos em problemas. Nas palavras de Shakespeare: "Não existe bom ou ruim, mas sim o pensamento que torna os eventos bons ou ruins".

Você lembra que falamos sobre os *Yoga Sutras* de Patanjali e definimos ioga como o estado de estabilidade das flutuações mentais? Essas flutuações mentais (que se parecem com os altos e baixos de uma montanha-russa) são provenientes desse macaco tagarela que nos deixa em estado fragmentado. Com tantas flutuações mentais e comentários incansáveis, a serenidade se torna difícil de ser alcançada, bem como o estado de plenitude, não é mesmo?

Qual macaco você escolhe? NABO ou TABO?

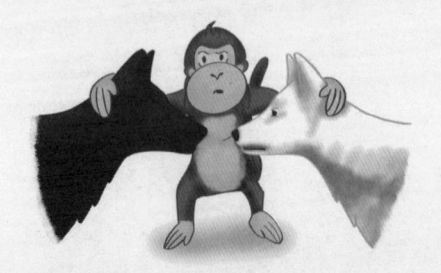

Conta uma lenda que um jovem pediu um conselho ao seu avô. Esse jovem havia sido enganado por um membro de outra tribo e estava lutando contra o desejo de vingança. Ele confessou que passava noites com muita raiva, remoendo-se ao planejar os detalhes da retaliação. Apesar de saber que aqueles pensamentos não eram bons, ele não conseguia fazê-los parar.

Seu avô respondeu com uma frase que ouvira de seu próprio avô: "Dentro de nós há dois lobos. Um escuro, que simboliza a raiva, o ciúme, o medo, o orgulho, o ressentimento, a insegurança e a autopiedade. E um claro, que representa a generosidade, a gratidão, a compaixão, a humildade, o amor, a esperança e a graciosidade. Eles vivem em uma batalha constante por dominância, um querendo escravizar o outro".

O jovem rapaz indagou: "Qual lobo vence?".

A resposta, você já sabe: aquele que alimentamos.

Assim, no nosso contexto, temos dois macacos dentro de nós: um em burnout e outro em estado de bem-aventurança. Para qual você vai dar bananas? Qual você quer ouvir? O tagarela que sempre critica, julga e negativa tudo? Tudo bem, ele faz isso para te proteger, mas acaba sabotando seu potencial máximo. Ou você quer ouvir o macaco iluminado, que está liberto de condicionamentos e vive no momento presente?

RESUMINDO

» Você conheceu o macaco desperto e iluminado chamado TABO.

» O Eu verdadeiro é a sua natureza imutável e eterna: *sat chit ananda*.

» Lembre-se da história do fazendeiro chinês e mantenha e mente livre, clara e desapegada de julgamentos. Nada é bom ou ruim. Tudo é impermanente.

» Você tem o poder de escolher alimentar o lobo bom (ou o macaco iluminado).

» A mente equilibrada e equânime é aquela que cessou a montanha-russa das falsas identificações mentais com tudo que é transitório e impermanente.

PRATICANDO

A meditação do *sat chit ananda*

Acomodar-se — Respirar — Repetir — Retornar — Permitir-se — Permanecer — Encerrar

1. Acomode-se em um lugar tranquilo e confortável, sentando-se em posição ereta no chão ou em uma cadeira, com os pés apoiados no chão.

2. **Respire** suavemente, feche os olhos e volte sua atenção à respiração. Observe-a sem tentar controlá-la e sem se esforçar, deixando o ar entrar e sair livremente.

3. **Repita** o mantra "*sat chit ananda*" mentalmente. A cada repetição, permita que a palavra ressoe dentro de você. Sinta a vibração e o significado das palavras e repita:

EU SOU
A existência.
A consciência.
A bem-aventurança, a pura expressão de felicidade.
A essência do ser.
O divino.
Tudo o que existe.
Um ser divino.
Uno com o universo.
O agora.
O vazio, o todo e o nada.
O espaço entre os pensamentos.
O espaço entre o inalar e o exalar do ar.
O silêncio da alma.

EU SOU
O eu verdadeiro.
A natureza de Buda.
O atman.
A realidade fundamental.
A liberdade.
A criatividade.
Infinitas possibilidades.
A luz da presença.
A existência pura, absoluta e ilimitada.
A alegria divina.
EU SOU.
EU SOU.
EU SOU.

4. **Retorne** gentilmente a atenção para a repetição do mantra se a mente começar a se distrair com pensamentos.

5. **Permita-se** sentir a presença do mantra dentro de você. Deixe que ele o guie para um estado de conexão com a sua natureza divina. Lembre-se de quem você é.

6. **Permaneça** nesse estado de meditação por dez minutos.

7. **Encerre** a meditação quando estiver pronto, leve a atenção novamente para a respiração e, aos poucos, abra suavemente os olhos.

Reflita sobre quem você realmente é. Reconecte-se com sua natureza original. Desperte para a plenitude e a infinitude desse estado sublime de ser. Retorne à sua verdadeira casa, deixando para trás a ilusão, a confusão mental e a dualidade. Busque a unidade e permita-se sentir o amor divino. Deixe sua intuição guiá-lo para a verdade universal de *sat chit ananda*. Lembre-se sempre de quem você é e desperte para sua verdadeira essência divina.

CAPÍTULO 9

O macaco TABO iluminado que vive na presença

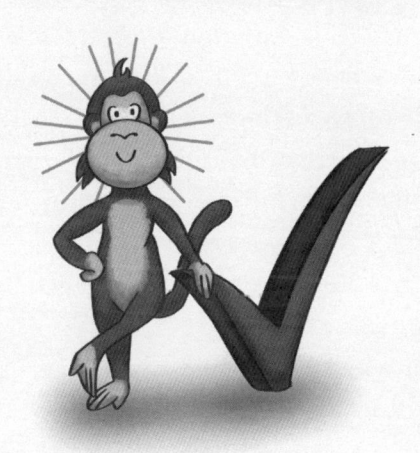

De acordo com Eckhart Tolle, a presença é a conscientização, a consciência, que nos liberta dos pensamentos repetitivos e condicionados. Quando estamos na presença, libertamo-nos da mente-macaco e nos situamos no poder do agora.

A vida só acontece no eterno agora, mas esquecemos de vivê-la, pois somos aprisionados, hipnotizados e identificados com nossos pensamentos. Vivemos na mente e não no momento presente.

Na realidade, só existe o agora. O passado e o futuro só existem em nossa mente. Pense na casa de sua infância. Onde ocorre esse pensamento? No agora, no momento presente. Agora pense na casa que gostaria de construir no futuro (supondo que esse seja um sonho seu). Onde ocorre esse pensamento do futuro? No agora. Você consegue perceber e entender que só existe o momento presente? Quando o futuro chegar, ele será o momento presente.

A presença é uma dimensão da consciência que percebemos profundamente, não de forma mental ou conceitual, mas através da experiência direta, vivendo o agora e não estando preso à mente-macaco condicionada.

A conscientização de si mesmo no agora é o que chamamos de presença. Em outras palavras, quando estamos no agora e não na mente que julga, critica e categoriza, estamos vivos, alertas, livres e plenos em si. E estamos na forma mais elevada de inteligência, conforme afirma Jiddu Krishnamurti.

A presença não é um pensamento, mas sim um estado de consciência. Poucos experimentam esse estado de ser, como o fizeram Jesus e Buda, que se tornaram avatares, representando a potencialização máxima da existência humana e a evolução suprema. Nossos irmãos mais velhos abriram caminhos, deixando migalhas para nos ajudar a encontrar a saída do nosso labirinto mental.

Embora estejamos condicionados e aprisionados, ainda temos escolhas. Podemos escolher nossos pensamentos e treinar nossa mente-macaco como se treina um cachorrinho de estimação. Nossa mente pode se iluminar e despertar para o momento presente. Gosto de dizer que a presença é a voz da alma, ouvida apenas no silêncio, sem polarização ou divisão religiosa.

Na presença, o macaco egoico e distraído deixa de existir, pois não há ego nesse estado. Quando estamos presentes, estamos conscientes, e o ego não pode existir nessa condição.

Na presença, superamos a fragmentação entre corpo e mente, conectando-nos conosco e, consequentemente, unindo-nos à inteligência universal. Estamos totalmente alinhados com o momento presente.

Na presença, não nos identificamos mais com nossos pensamentos. Compreendemos que temos um pensamento, mas não somos um pensamento.

Na presença, tornamo-nos observadores, fazendo a transição da inconsciência para a consciência e da identificação com os pensamentos para a identificação dos pensamentos.

Na presença, o macaco contador de histórias dramáticas dá lugar ao observador alerta e relaxado.

Na presença, há espaço: espaço entre dois pensamentos, espaço entre a inspiração e a expiração do ar em nossos pulmões.

Na presença, há liberdade e criatividade.

Na presença, há infinitas possibilidades.

Na presença, há pura potencialidade.

Na presença, existe o tudo e o nada.

Só existe o agora, e ele é o seu presente. Esteja presente em sua vida. Esteja presente consigo mesmo. Seja a presença do seu *ser*.

O tempo do TABO é o momento presente

O macaco iluminado compreende que o momento presente é o único tempo que temos para encontrar nosso *ser* sem forma e imutável. Assim, o barulho mental das críticas, julgamentos e interpretações das percepções dá lugar ao silêncio. A mente iluminada cria espaço para aceitar tudo como a vida se apresenta, sem a necessidade de um comentarista dividindo nossa existência. Voltamo-nos para dentro, mergulhando na essência do nosso ser.

Qual é o roteiro do seu macaco iluminado? O que você deseja ouvir?

Já sabemos que a mente-macaco conta histórias que não queremos ouvir, histórias que nos desempoderam. Então, qual história você gostaria de ouvir? Qual roteiro? Você já conhece intimamente o protagonista da mente-macaco; agora precisa descobrir a melhor versão de si mesmo. Qual a sua versão iluminada? Sejamos a mudança que buscamos no mundo, como nos ensina Gandhi.

Pegue o seu diário da alma e escreva a sua melhor versão: a sua mente iluminada, desperta, atenta e presente no agora.

Anote os pensamentos que gostaria de estabelecer como novos caminhos neurais em sua vida.

PRATICANDO

A mudança do mindset de NABO para TABO
(inspirado por Joe Dispenza)

Internalizar — Respirar — Investigar — Escrever — Perguntar — Sentir — Cocriar — Repetir

1. **Internalize**, fechando os olhos e trazendo a atenção para dentro e para o agora.
2. **Respire** praticando a respiração coerente (ver p. 118).
3. **Investigue** fazendo uma autoinquirição: "Do que estou consciente neste momento?".

4. **Escreva** em seu diário da alma (se precisar, consulte o exercício mapeamento do agora, na p. 91):
   - Estou consciente do seguinte pensamento:
     _____.
   - Estou consciente da seguinte emoção:
     _____.
   - Estou consciente das seguintes sensações:
     _____.
   - Outro _____.

5. **Pergunte-se:**
   - Como eu seria sem o PMMC (programa mente--macaco condicionada)?
   - Como eu viveria ancorado no agora sem fugir da dor em direção ao prazer?
   - Como eu seria sem meus medos?
   - Como eu seria sem minhas crenças limitantes?
   - Como estaria vivendo o meu darma, ou seja, meu propósito de vida?
   - Como estaria vivendo em coerência com meus valores?
   - Como seria se estivesse alicerçado no meu verdadeiro eu divino?
   - Como seria viver com a prática das sete chaves?

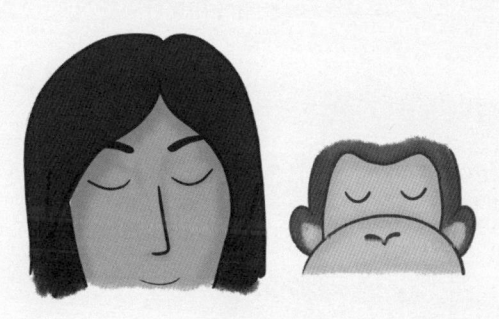

6. **Sinta**, com os olhos fechados, a sua vida iluminada e desperta neste exato momento. Sinta as emoções de êxtase, bem-aventurança, amor incondicional, compaixão e paz desse estado de consciência expandida. Sinta a profunda conexão com a verdadeira essência do seu ser e a conexão com algo maior – Deus. O mestre Jesus nos ensinou a importância da fé. Creia que as bênçãos de uma vida iluminada estão disponíveis para você nesse exato momento.

7. **Cocrie** o seu melhor futuro, descrevendo mentalmente tudo o que puder. Permita-se sentir no coração essa realidade como se estivesse acontecendo no agora (onde você estaria morando, o que estaria fazendo como profissão). Traga em sua imaginação todos os detalhes específicos desta nova vida, tornando essa visualização o mais realista possível.

8. **Repita** com consistência essa visualização criativa. Essa prática é baseada na ideia de que o cérebro não consegue distinguir entre uma experiência real e uma experiência vividamente imaginada. Aproveite esse poder da imaginação para estabelecer novas conexões neurais e estabelecer a mudança de mindset do NABO para o TABO.

Reprograme sua mente do negativo ao positivo

Já sabemos que a negatividade desempenhou um papel crucial na evolução humana. Para nossos ancestrais primatas, ser negativo garantia sua sobrevivência. Se tivessem sido positivos, talvez se tornassem o jantar de um leão. Hoje, não enfrentamos esses perigos e não precisamos da resposta ao estresse de quem vive na selva. Além disso, a amígdala, parte do cérebro responsável pelos nossos instintos de sobrevivência, memórias e emoções, entre outras funções, não precisa estar hiperativa, já que é ela que percebe os perigos iminentes.

Relaxe, pois você e todos os seres vivos do planeta têm essa predisposição à negatividade devido à evolução. Lembre-se de que essa conexão neural está sendo automaticamente reforçada, consciente e inconscientemente, por meio de nossas experiências. As conexões, além de automáticas, são previsíveis e se tornam nosso padrão mental e emocional.

Todas as experiências negativas vivenciadas desde a infância estão armazenadas em seu cérebro como uma forma de o proteger e evitar futuros perigos. No entanto, essa proteção torna-se uma superproteção que nos sabota e nos impede de viver nossas vidas com a mente iluminada.

Ter conhecimento disso já é um passo rumo à libertação para fazermos escolhas diferentes.

O macaco iluminado e os pensamentos

Os pensamentos devem ser questionados e investigados, pois não são verdades universais. Se você não os questiona e desafia, acaba acreditando neles e até mesmo se identificando com eles. Assim, se tornam crenças, que não são mais do que pensamentos repetidos até se tornarem "verdades".

O autor Rupert Spira[9] afirma que a mente é formada por pensamentos e percepções. Os pensamentos estão no campo sutil, não no físico. No estado desperto, os pensamentos ocorrem, mas você não se identifica com eles. Você não sai correndo atrás deles, distraindo-se.

Quando a mente-macaco liberta-se das amarras da ignorância e tem entendimento correto, ela aprende a criar um espaço entre os pensamentos. Cria-se uma certa distância, entende?

Usamos a mente para transcender a mente.

De onde vêm os pensamentos?

Podemos imaginar que os pensamentos são como bolhas de sabão. Alguns estão no ar, e você pode captá-los a cada momento pela lei da vibração. Esses são aqueles que não são gerados por você. Há ainda os que provêm das memórias registradas pelas experiências. Podemos dizer que o carma deixa registros. A palavra carma significa ação, e cada ação que praticamos cria uma reação ou

---

[9] Rupert Spira é um mestre espiritual contemporâneo conhecido por suas explorações sobre a consciência e a não dualidade.

consequência. Criamos carma por pensamentos (plano mental), emoções (plano astral) e ações (plano físico).

No entanto, mais importante do que saber de onde vêm os pensamentos, é saber o que fazer quando eles entram em sua mente. Se você permitir que se acomodem em vez de serem apenas convidados, tornam-se residentes. E, a cada vez que pensamos o mesmo pensamento, reforçamos sua conexão sináptica.

Quais pensamentos você voluntariamente escolhe ter?

As infinitas possibilidades e incertezas

A mente condicionada está sempre aprisionada no passado, e a vida se torna bastante previsível e familiar com os habituais padrões comportamentais e emocionais. Nosso futuro acaba condicionado pelo passado, com conexões neurais já estabelecidas. O futuro, então, parece certo e, com certeza, será uma repetição do passado. Não há espaço para criatividade e inspiração no condicionamento.

Quando libertamos a mente, tornamos conscientes nossos padrões inconscientes e adentramos no campo das infinitas possibilidades, onde tudo é possível.

Joe Dispenza nos ensina que a melhor forma de prever o futuro é criá-lo. Ele também diz que a nossa realidade é criada por uma mesma personalidade, que por sua vez é formada pelos padrões de pensamento. Enfatizando: ele afirma que, se nossos pensamentos podem causar doenças, eles também podem nos curar.

Ao escolhermos nossos pensamentos e emoções, estamos criando um futuro não condicionado pelo passado e utilizando o universo inteiro como nosso parceiro de vida. O campo das incertezas pode ser inconfortável, mas somente quando damos um passo em direção a ele é que podemos mudar. Damos o primeiro passo e uma ponte invisível se configura à nossa frente. Nós somos a jornada.

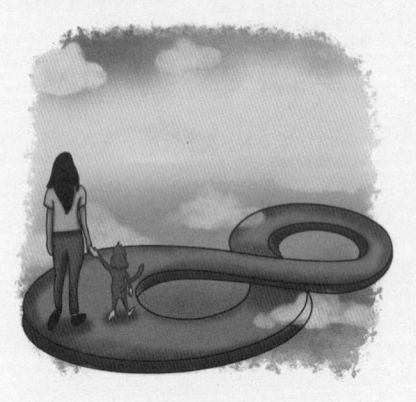

A mente iluminada que aceita a vida como ela se apresenta

A mente iluminada aceita o momento presente, enxergando nele o valioso presente da vida. Quando resistimos ao presente, estamos lutando contra o fluxo natural da vida. Isso não implica uma atitude passiva, mas sim de aceitação.

Já chegamos à conclusão de que a maioria dos nossos problemas está em nossa mente. Utilizando a sabedoria do provérbio chinês, não há nada intrinsecamente bom ou ruim, mas sim uma mente que atribui tais qualidades aos acontecimentos. Tudo pode ser bom ou ruim, e a mente pode transformar o céu em inferno e vice-versa. Sabemos que a mente pode nos enganar.

No fundo, a mente-macaco é uma mente condicionada, que deseja controlar tudo e todos. Ela tem tanta ansiedade que deseja controlar os eventos da vida e o comportamento das pessoas para ter certeza de um futuro garantido. Essa profunda questão de controle e falta de confiança é intrínseca a muitos de nós, seres humanos. Mesmo nos momentos de solidão e conexão com Deus, temos uma lista de pedidos e desejos que gostaríamos que Ele atendesse.

O macaco, extremamente controlador, precisou dessa característica para garantir sua sobrevivência na selva. No entanto, fora da selva, a necessidade de controle gera angústia, frustração e profunda insatisfação e desconexão. A vida se apresenta como é, e não como gostaríamos que fosse. Estamos tomados pela ilusão de *maya* ao acreditar que, controlando a vida, garantimos nossa felicidade e nos livramos de resultados negativos.

A mente iluminada desperta para um Deus que habita dentro de nós. Um Deus que não controlamos com nossa lista de desejos do que acreditamos ser o melhor para nossa vida. Essa mente confia no processo da vida, enxergando em tudo uma oportunidade de crescimento e evolução.

É interessante notar que queremos controlar tanto as pessoas e acontecimentos, mas não controlamos nosso último dia nesta jornada. Todos nós já temos o bilhete de retorno comprado, só não sabemos a data da partida. No entanto, queremos controlar todos os dias, pessoas e eventos. Talvez essa necessidade intensa de controle seja um reflexo do medo da morte. Podemos utilizar a consciência da morte como conselheira para o nosso despertar e iluminação.

O único controle que temos é sobre a nossa mente, e não sobre pessoas, circunstâncias ou eventos. Imagine que nossa mente é como um recipiente de água com areia, turva pelo movimento constante. A mente luminosa possui água límpida, pois a areia já se assentou, revelando apenas a pureza.

A mente iluminada possui o que os hindus chamam de *viveka*, discernimento. Isso significa que ela é capaz de distinguir o que pertence ao eu verdadeiro do que pertence à mente-macaco condicionada. A mente iluminada conhece a verdade da alma.

A mente desperta está em comunhão com Deus, com a paz e a alegria divina que já habitam na alma. A paz que transcende todo entendimento. Ela se conectou com sua luz interna, encontrando harmonia e bem-aventurança. Ela está alicerçada no seu eu verdadeiro.

RESUMINDO

» Estabeleça um novo mindset, do NABO para o TABO, com novas conexões neurais.

» A mente iluminada significa uma vida iluminada.

» Ela vive na presença, no agora, e reflete uma vida integrada corpo, mente e espírito em comunhão (ioga) com a fonte de toda existência.

» Ela aceita vida como ela é, pratica atenção plena, desapegada e desidentificada com as formas, transcende o ego, livre da ilusão e alicerçada na sabedoria profunda do ser, reconhece o Deus que habita em cada um e vive na equanimidade e paz interior.

» As infinitas possibilidades e incertezas são um campo onde tudo é possível.

---— PRATICANDO

Administração consciente do pensamento a partir dos ensinamentos de Buda

Reconhecer — Examinar — Refletir — Redirecionar — Repetir

1. **Reconheça** o pensamento do seu presente momento.

2. **Examine** a qualidade do pensamento, perguntando a si mesmo: "Esse pensamento causa sofrimento a mim ou a alguém?".

3. **Reflita** sobre os resultados desse pensamento, perguntando a si mesmo: "Se eu continuar alimentando esses pensamentos, quais as consequências dele na minha vida? Eu realmente quero viver uma vida condicionada e aprisionada pelos pensamentos da mente-macaco?".

4. **Redirecione** o pensamento. Substitua-o, lembrando que ele não pertence a uma mente iluminada e liberada. Repita: "Eu escolho deixar ir e substituir esse pensamento por _____ (preencha)". Deixe ir os pensamentos que o limitam e alimente aqueles que o expandem para uma mente livre, equilibrada e feliz. Podemos dizer que temos os pensamentos que nos

conectam com o nosso eu autêntico real e aqueles que nos distanciam.

5. **Repita** os passos acima. Esforço, atenção, autocontrole e disciplina são necessários para uma mente serena e feliz.

Essa vigilância dos pensamentos é baseada na compaixão curiosa.

Pense com responsabilidade. Vigie seus pensamentos. Você pode mudar a sua vida com cada um deles.

Mude o seu pensamento, mude as conexões sinápticas, mude a sua vida.

Cuide dos seus pensamentos com sabedoria. A qualidade da sua vida depende disso. Buda já nos ensinava que aquele que vence a si mesmo é um herói maior do que aquele que vence mil soldados mil vezes.

Nossa mente é um solo fértil, e nosso jardim perfumado depende das sementes que escolhemos. Os pensamentos são sementes que plantamos e regamos. Quando temos um pensamento que é uma semente de erva daninha, é melhor seguir o conselho de um jardineiro cuidadoso e arrancá-lo imediatamente. As ervas daninhas crescem rapidamente.

CAPÍTULO FINAL

Na vida real, não há um "felizes para sempre" como nos contos de fadas, em que há sempre um final idílico, com o casal perfeito se unindo e a felicidade sendo garantida pelo encontro romântico. No entanto, existe sim o "felizes no eterno agora", com o reino de Deus no momento presente.

Na realidade, o fim também representa um começo: o fim da ignorância e o início da jornada consciente em direção ao seu templo sagrado de Delfos. É a transformação de uma mente condicionada em uma mente iluminada.

O trabalho é contínuo, e o esforço para caminhar conscientemente deve ser feito todos os dias, no aqui e agora.

O autoconhecimento é uma caminhada constante para sair do labirinto da ignorância e retornar ao lar, assim como na parábola do filho pródigo, que retorna para casa repleto de sabedoria.

"Só sei que nada sei", disse Sócrates. Com seu autoconhecimento, ele compreendeu sua própria ignorância, tornando-se mais sábio que os outros.

A vida é uma jornada repleta de aprendizados e o caminho para a iluminação. Não é necessário se isolar em uma caverna nos Himalaias para chegar a ela. Filhos, cônjuges e amigos são seus professores e seus mestres.

O esforço diário através da autodisciplina para estarmos presentes de forma plena e equânime não é uma conquista eterna (a menos que já sejamos mestres estabelecidos nesse estado de consciência), mas algo que alcançamos todos os dias. Cada vez que nos libertamos de um pensamento condicionado, deixamos de nos identificar com a personalidade ou encontramos nosso verdadeiro eu, é uma conquista. Cada respiração alicerçada no agora é uma conquista. Todos os momentos vivenciados em estado de mindfulness são uma conquista. A construção da consciência é realizada passo a passo, com um olhar curioso e compaixão no coração.

Tanto no filme Matrix quanto no mito da caverna de Platão, o tema central da história é a busca pelo autoconhecimento. É a partir dele que nos libertamos dos condicionamentos que controlam nossa vida e adquirimos discernimento para compreender o que é real ou ilusão.

Devemos entender que, enquanto estivermos no mundo das formas, ou seja, do que está manifestado, podemos confundir a corda com a cobra e buscar a felicidade no lugar errado, fora de nós mesmos. Precisamos separar o que é ilusão do que ignoramos e, com a visão correta de Buda e de Sócrates, perceber que, no fim, tudo que sabemos é que não sabemos nada. Mas temos a intuição de que Deus deixou o maior tesouro divino escondido dentro de nós.

A verdadeira felicidade está na pureza do coração, ao encontrar nosso Deus interno e nos unirmos a Ele no estado de ioga. Deus não está na mente condicionada, e apenas uma mente desperta pode se aproximar dessa infinita compreensão.

Com este livro, espero que você tenha se aproximado da proposta inscrita no templo de Apolo. Minha intenção é contribuir para uma tentativa de responder às perguntas existenciais: quem sou eu, de onde vim, o que estou fazendo aqui (qual o meu darma) e para onde vou. Espero que a história de libertação do macaco NABO para o macaco TABO tenha inspirado você a fazer sua caminhada rumo à sua iluminação em sua própria vida.

E que todos nós possamos seguir o exemplo da flor de lótus, que nasceu dentro da escuridão da lama e cresceu em direção à luminosidade, com sua plenitude, beleza e pureza.

Embora muitas religiões tenham sido mencionadas aqui, este livro não tem dogmas. Peguei emprestada a verdade que pode ser encontrada em vários lugares. Se você tem uma religião, continue seguindo suas práticas e incorpore apenas as sugestões que fizeram conexão com seu coração.

Este é o fim, mas também o começo. A jornada em direção ao seu verdadeiro eu divino está chamando por você. Atenda a chamada, abra a porta das infinitas possibilidades. A chave do seu sucesso espiritual está em suas mãos. Desejo a você um feliz despertar!

Até breve!

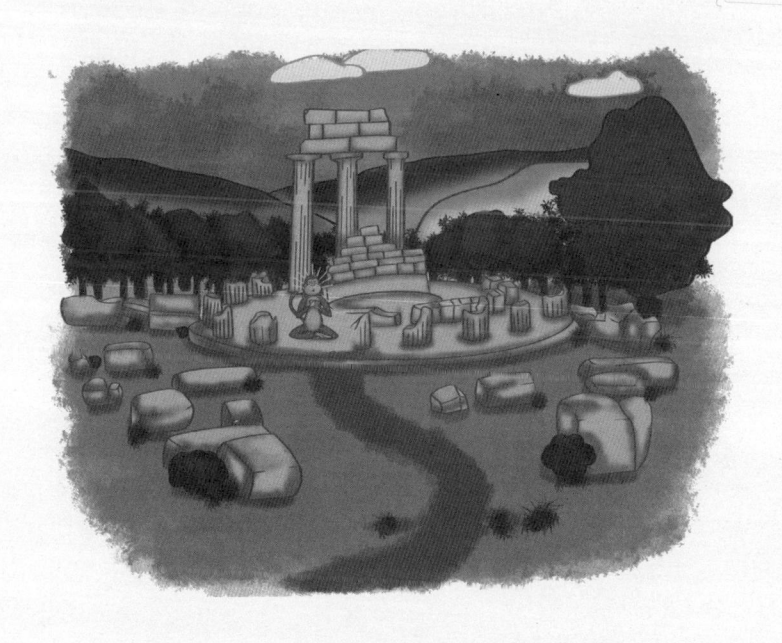

FONTE Berling LT Std
PAPEL Pólen Natural 80 g/m²
IMPRESSÃO Paym